身体拘束・隔離の指針
日本総合病院精神医学会治療指針3

編集
教育・研究委員会
(主担当:八田耕太郎)

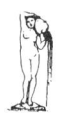

星 和 書 店

Seiwa Shoten Publishers

2-5 Kamitakaido 1-Chome
Suginamiku Tokyo 168-0074, Japan

Clinical Guideline for Restraint and Seclusion

Japanese Society of General Hospital Psychiatry
Practice Guideline 3

by
Committee on Education and Research
Kotaro Hatta, M.D., Ph.D.

©2007 by Seiwa Shoten Publishers

企画・編集

日本総合病院精神医学会　教育・研究委員会

(主担当　八田耕太郎)

執筆者

八田　耕太郎	順天堂大学医学部附属練馬病院メンタルクリニック（主執筆者）	
中村　　満	東京都保健医療公社豊島病院精神科	
岸　　泰宏	日本医科大学武蔵小杉病院精神科	
桂川　修一	東邦大学医療センター佐倉病院メンタルヘルスクリニック	
和田　　健	広島市立広島市民病院精神科	
佐伯　俊成	広島大学大学院医歯薬学総合研究科展開医科学専攻病態薬物治療学講座	
上條　吉人	北里大学医学部救命救急医学	

「身体拘束・隔離の指針」作成の趣旨

　身体拘束や隔離は，患者側のみならず医療側にとっても可能な限り避けたいと感じている手段であって，安全の確保のためにやむを得ず実施するというのが実際である。廃絶すべきという議論もあるが，身体・精神を問わず救急の現場や治療抵抗性の患者を受け入れている現場で仕事を継続していれば，そのようなことは言えなくなる。米国において現場に厳しい基準を要求している，医療機関に対する第三者監査組織のJoint Commission on Accreditation of Healthcare Organization（JCAHO）でさえ，「患者本人や他の人の安全な診療の環境を守り，損害を防ぐためには，身体拘束や隔離が唯一残された選択肢となることもある」という見解を示している[注]。つまり，職務として不本意であっても引き受けなければならない。もし責任を回避すれば，そのしわ寄せは看護スタッフ，当直医，代わりに重篤な患者を引き受けてくれる別の医療機関にいくことになる。したがっ

注）
参考文献　Joint Commission on Accreditation of Healthcare Organization: The Physician's Promise: Protecting Patients from Harm. Joint Commission Resources, Illinois, 2003.（相馬孝博監訳：患者安全のシステムを創る－米国JCAHO推奨のノウハウ. 医学書院, 東京, 2006.）

て，身体拘束・隔離の最小化を意図しつつ，実施する際には最良の形をとるというのが，現場のあるべき姿と考えられる。しかしわが国では，それを実現するための公式な指針はこれまで見当たらない。

また，2004年4月の診療報酬点数表の改訂に際して「医療保護入院等における適切な診療を評価した医療保護入院等診療料」が新設されたが，その内容の中心である行動制限最小化委員会に関する手引きなどについては，2000年度厚生科学研究「精神科医療における行動制限の最小化に関する研究」報告書以上のものはない。

さらに，一般病床，つまり内科や外科など精神医療以外の領域での身体拘束に関する曖昧さが昨今問題視されつつある。

このような現状を鑑み，中間法人日本総合病院精神医学会の公式な指針として，精神病床のみならず一般病床の内容も盛り込んで本書を作成した。従来，身体拘束・隔離に関する議論は人権の視点が大きかったが，本指針では医療安全の視点を最大限加え，現場で真に役立つことを意図した。

この指針は2006年8月31日時点を最終版としており，9月30日の本学会理事会において承認を得た。今後，適

宜改訂がなされていくことになる。

　また，この指針は身体拘束・隔離のすべてを網羅するものではなく，必ずしもすべての患者に好ましい結果をもたらすわけではない。患者の個別性が十分考慮される必要がある。この指針に関して，いかなる原因で生じた障害，損害に対しても著者および本学会は免責される。

　2006年10月
　　　　　　日本総合病院精神医学会　教育・研究委員会

謝辞

ご助言くださいました
日本医科大学名誉教授 黒澤尚先生,
松岡・浅田法律事務所 松岡浩先生,
様式例の掲載を快諾くださいました
順天堂大学医学部附属順天堂医院看護部に
感謝申し上げます。

目 次

「身体拘束・隔離の指針」作成の趣旨　v
謝辞　viii

1　身体拘束―――――――――――――1

1. 定　義　1
1）定義と用具　1
2）生命維持に必要な医療行為のための身体固定　2
3）車椅子からの転落防止を目的とした安全ベルトによる固定　3

2. 適　応　3
1）精神医療の視点からの適応　3
  a. 自殺・自傷の危険性の回避　5
  b. 他害・器物損壊の回避　6
  c. 身体的問題の管理　7
2）医学的視点からの適応　9
  a. 突発した興奮や暴力的な行動が脳器質性疾患に起因している可能性を否定できず鑑別の過程にある場合　9
  b. 身体合併症を有する患者に身体への安全性を考慮して選択された薬物の種類あるいは量が鎮静に不十分な場合　10
  c. せん妄など種々の意識障害の状態にある患者の危険な行動の防止　12

3. 実施手順と診療録への記載　12
1）実施手順　12
  a. 実施の判断　12
  b. 実　施　13
2）診療録への記載　14

3) 告　　知　15
   4) 観　　察　15
   5) 評　　価　17
   6) 解　　除　19
      a. 解　　除　19
      b. 解除と中断の違い　19
4. 実施上の注意点　20
   1) 阻血の防止　20
   2) 誤嚥の防止　20
   3) 深部静脈血栓・肺塞栓の防止　22
   4) 点滴ルートや尿道カテーテルの抜去の防止　23
   5) ストレス潰瘍の防止　24
5. 緊急事態発生時の対応　24

2　隔　　離　——————————————27

1. 定　義　27
2. 適　応　27
   1) 精神医療の視点からの適応　27
      a. 刺激を遮断して静穏で保護的な環境を提供することによる症状の緩和　30
      b. 他害の危険の回避　31
      c. 自殺・自傷の危険の回避　31
      d. 他の患者との人間関係が著しく損なわれないように保護すること　31
      e. 身体合併症を有する患者の検査および治療　32
3. 実施手順と診療録への記載　33
   1) 実施手順　33
      a. 実施の判断　33
      b. 実　　施　34

2）診療録への記載　34
   3）告　　知　35
   4）観　　察　35
      a. 観　　察　35
      b. 開放観察　37
   5）評　　価　38
   6）解　　除　38
      a. 解　　除　38
      b. 解除と中断の違い　39
 4. 実施上の注意点　40

3　行動制限最小化委員会 ―――――41

1. 診療報酬上の規定　41
2. 行動制限最小化委員会の設置推奨の背景　42
3. 行動制限最小化委員会の指針　45
   1）行動制限最小化委員会による審査の対象　45
   2）行動制限最小化委員会の設置　45
   3）審査の手順　45
      a. 身体拘束・隔離の開始にあたって　45
      b. 身体拘束・隔離が1カ月を越えた場合　46
      c. 行動制限最小化委員会の機能　47
      d. 行動制限最小化委員会からの指導に対して　48
   4）緊急避難としての身体拘束・隔離が実施された場合　48

4　身体拘束・隔離の最小化 ―――――49

1. 最小化の目標と意味　49
2. 代替手段の検討　51
   1）身体拘束の代替手段　51

    a. 離床センサー　51
    b. 畳　51
    c. 点滴ラインやチューブ類の走行の工夫　52
    d. ミトン　52
  2）隔離の代替手段　52
    a. アメニティの良い個室　52
 3. 環境誘発の興奮の回避　52
  1）治療環境の工夫　52
    a. 広い病棟構造　52
    b. 病態・病像に適した治療環境　53
 4. 教育・研修　53

5　一般病床における身体拘束 ─── 57

 1. 日本医療機能評価機構の基準　57
 2. 一般病床における身体拘束の指針　58
  1）安全確保のための身体拘束の適用基準　59
    a. 実務的視点からの適用基準　59
    b. 医学的視点からの適応　60
  2）身体拘束を実施する際の手順　62
    a. 用　　具　62
    b. 実施の判断　62
    c. 実　　施　62
  3）身体拘束を実施する際の説明と同意　63
  4）身体拘束実施中の観察・評価・記録　64
    a. 観察と評価　64
    b. 記　　録　64
  5）解除と中断の違い　65
  6）実施上の注意点　65
    a. 阻血の防止　65

b．誤嚥の防止　66
　　　c．深部静脈血栓・肺塞栓の防止　66
　　　d．点滴ルートや尿道カテーテルの抜去の防止　67
　　　e．ストレス潰瘍の防止　67
　　7）緊急事態発生時の対応　68

参考文献　69

様　　式　73

索　　引　91

① 身体拘束

1. 定　義

1) 定義と用具

精神保健福祉法では，次のように定義されている[23]。

> 「衣類または綿入り帯等を使用して，一時的に当該患者の身体を拘束し，その運動を抑制する行動の制限をいう」

しかし，衣類および綿入り帯などによる身体拘束は前時代的であり，確実性・安全性のみならず行動制限の最小化という視点からはマグネット式の製品（写真1）が推奨される。マグネット式の製品は身体各部位の可動域を調節できるため，患者の苦痛を可能な限り最小限に緩和することができる。さらに，着脱が容易であるため，1肢のみの拘束中断や時間限定の中断といったような身体拘束の部分的な中断を促すことができる。このようにマグネット式の拘束用具の使用は身体拘束を段階

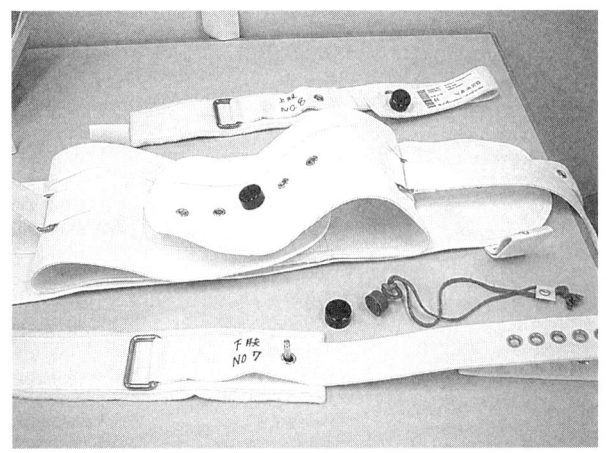

■写真1　マグネット式拘束用具

的に解除することを容易にするため、行動制限の最小化につながる。したがって、

「身体拘束とは、医療的な配慮がなされた拘束用具により体幹や四肢の一部あるいは全部を種々の程度に拘束する行動の制限である」

と理解する方が実務的である。

2）生命維持に必要な医療行為のための身体固定

点滴・経鼻栄養・処置などの医療行為中の身体固定については、旧厚生省と日本精神科病院協会との協議（2000年）により、短時間であれば身体拘束に当たらないと解釈されることになった[16]。ただし、長時間にわた

り継続する場合は身体拘束とみなす。なお，短時間・長時間の明瞭な基準は示されていない。

3）車椅子からの転落防止を目的とした安全ベルトによる固定

　食事・レクリエーション・散歩などの際の車椅子からの転落防止を目的とした安全ベルトによる固定も，前項と同様の経緯で[16]，身体拘束に当たらないと解釈されるに至った。

　実際，身体的理由により歩行不能あるいはそれに準じる患者は，車椅子に乗ることでかえって行動範囲を拡大することができる。この際の安全ベルトによる固定は，乗り物や遊具の座席ベルトと同質である。

2. 適　　応

1）精神医療の視点からの適応（表1-1）

　精神保健福祉法では，次の3点を挙げている。

> 「ア　自殺企図又は自傷行為が著しく切迫している場合」
> 「イ　多動又は不穏が顕著である場合」
> 「ウ　ア又はイのほか精神障害のために，そのまま放置すれば患者の生命にまで危険が及ぶおそれがある場合」

■表1-1 精神医療の視点からの身体拘束の適応

身体拘束の実施が 不可避となりうる場合	例
自殺・自傷の危険性の切迫	希死念慮が強く焦燥が目立つ場合，命令幻聴や非難される内容の幻聴に行動が左右される場合，情緒不安定で攻撃性・衝動性が亢進し自己制御不能な場合
他害・器物損壊の危険性の切迫	精神病性・躁病性・うつ病性あるいは情緒不安定性人格障害などを背景として攻撃性・衝動性が亢進し自己制御不能な場合
身体的問題の管理	手術創を保護できない場合や点滴ライン等を抜去するなど身体合併症治療に対して協力が得られない場合
	便を壁に塗りたくるあるいは便器内の水を飲むなどの著しい不潔行為
	認知症を背景にした筋力低下の目立つ高齢者の転倒防止

　これにより，自殺・自傷の危険性の回避，他害の回避，身体的問題の鑑別・治療・管理といった本質的な3項目への対応を可能にしている。それを踏まえた上で，現場では具体的に言語化する習慣が必要である。特に，身体拘束をしない場合に発生しうる危険性について言語化することで，本人および家族への説明に現実性を

身体拘束を実施しない場合に予測される危険
自殺・自傷
他害・器物損壊
手術創の離解・感染，大量出血，尿道裂傷による尿閉
本人が様々な感染症に罹患する危険性，病棟内の衛生の著しい低下による院内感染
大腿骨頸部骨折，頭部外傷

（文献9より改変引用）

もたせることができる。さらにそれは，身体拘束を実施する側である自分自身に，その必要性を吟味し続けるといった緊張感を維持させる。

a. 自殺・自傷の危険性の回避

保護室内で自殺を完遂したり頭部を壁に繰り返し打

ちつける自傷により頭蓋内出血に至る事例があることから，自殺・自傷の危険性の切迫度に応じて隔離でなく身体拘束を選択すべき状況が少なからずある。

　b．他害・器物損壊の回避

　近年，身体拘束の最小化のみならず廃止論まで専門誌の誌上で議論されている状況である。その際に，怒りの感情の管理といった心理学的な技法の有効性について強調されるが，一方でそれらの技法に沿って身体拘束を控える試みを行った結果，医療者に対する暴力が激増したという報告もなされている[13]。国内でも，拘束ゼロが原則となっている現場で，拘束しなかったための転倒骨折事故のみならず，女性職員が暴力の被害に遭った事例もある。職員の精神的ゆとりを確保できなければ質の良い医療・看護を提供できないということは，机上論の領域では取り上げられないが，現場では確信をもっていえることである。ただし，身体拘束自体が興奮を促すこともあるため，身体拘束によって回避できる危険性と不利な点とをはかりにかける必要はある。

　身体拘束は，患者の体格や興奮の程度を考慮して，隔離のみでは医療者が患者に接近できないため迅速かつ十分な医療行為を行うことが困難な場合に，代替不能で有効な手段である。次のような実例が，この項目の代表的なものである。

「極めて屈強な男性患者が保護室内で激しい精神運動興奮を呈したため，当直医師および夜勤看護師のみでは保護室に入室できず，応援の男性医師および男性看護師の到着を待った。男性医療者が総勢10名集まったところでマットレスを盾に保護室内に入り，医療者が次々に飛ばされながらもようやく鎮静のための注射をすることができ，治療計画の立て直しを図ることができた」

　一部の医療機関以外は，緊急時であっても男性医療者を10名もそろえることは不可能である。この他，精神科救急に警官によって搬送される症例は，身柄確保の際に警官6～8名を必要とすることが珍しくない。なかには，機動隊の出動も含めて30名程度の警官を要した場合もある。このような患者に対して数名の医療者で対応することは，不可能と考えるのが常識的である。
　医療者が十分に患者に接近できなければ，治療・看護といった医療行為を遂行することはできない。しかも，迅速に医療が施されなければ，遅延する分だけ患者は激しい精神症状に苦悶することになる。迅速かつ十分な医療行為を通して自傷他害に及ぶような精神症状が改善されることは，患者にとって極めて有益である。

c. 身体的問題の管理
　身体的問題の鑑別・治療は次項の「2) 医学的視点か

らの適応」で詳述するため，ここでは身体的問題の管理について述べる。

まず，手術創を保護できない場合や点滴ライン等を抜去するなど身体合併症治療に対して協力が得られない場合，精神保健福祉法の規定する「放置すれば患者の生命にまで危険がおよぶおそれ」に該当するため，身体拘束せざるを得ない場合が少なくない。

次に，便を壁に塗りたくる，あるいは便器内の水を飲むなどの著しい不潔行為が続くような場合，本人がさまざまな感染症に罹患する危険性が上がるため，精神保健福祉法の規定する「放置すれば患者の生命にまで危険がおよぶおそれ」に該当する。同時に，病棟内の衛生の著しい低下，すなわち院内感染につながりうるため，他の患者の生命に危険が及ぶおそれもある。この点について過去の判例に，大便を周囲に塗りたくる不潔行為は器物破損のおそれであって隔離の理由にはなりえても原則として拘束の理由とはなり得ないといった判断が下されたものがある（岐阜地方裁判所，2004年7月28日）。しかし医学の常識からみれば，自他への感染の危険といった科学的視点の欠落した判決といわざるを得ない。

もう一点，認知症を背景にした筋力低下の目立つ高齢者の転倒防止の問題がある。特に夜間に中途覚醒して便所に行く際の危険性は低くない。近時記憶障害のためにナースコールで知らせるといった約束事は無効なことが多く，離床センサーの警告音で駆けつけても

時すでに遅くといったこともある。とりわけ総合病院の精神病床は、さまざまな身体合併症のための呼吸・循環の管理、術後管理、ECT目的で転院してきた重篤な精神状態への対応といったことがらを同時並行しているため、限られた人員で医療安全に最大の力点を置くなら、時間限定であっても体幹拘束を用いざるを得ない状況が少なくない。

2) 医学的視点からの適応 (表1-2[9])

身体拘束の適応を医学的視点から捉えなおす作業は、前述の言語化や説明責任という観点から重要である。

a. 突発した興奮や暴力的な行動が脳器質性疾患に起因している可能性を否定できず鑑別の過程にある場合

脳出血・脳腫瘍などの頭蓋内占拠性病変、脳炎などの中枢神経炎症性疾患、代謝性脳症、あるいはその他の脳器質性疾患が潜在する場合には、薬物が予測できないほどの過剰な鎮静を招いて、吐物による窒息や嚥下性肺炎を惹起することがある。また、薬物が意識水準を低下させたり、器質性疾患による脳波の徐波化を薬物惹起性と誤認させたりするなど、臨床像を混乱させる可能性がある。したがってこのような場合、隔離や薬物による鎮静のみを行うことは、十分な身体管理が不可能であるため身体拘束より危険である。

■表1-2 医学的視点からの身体拘束の適応

身体拘束の実施が 不可避となりうる場合	例
突発した興奮や暴力的な行動が脳器質性疾患に起因している可能性を否定できず鑑別の過程にある場合	脳出血・脳腫瘍などの頭蓋内占拠性病変、脳炎などの中枢神経炎症性疾患、代謝性脳症、あるいはその他の脳器質性疾患の潜在を否定できない場合
身体合併症を有する患者に身体への安全性を考慮して選択された薬物の種類あるいは量が鎮静に不十分な場合	呼吸器や循環器に重篤な合併症がある場合 肝機能や腎機能に重篤な障害がある場合
せん妄など種々の意識障害の状態にある患者の危険な行動が切迫あるいは予測不能な場合	身体疾患、薬物・薬剤などに誘発されたせん妄

b. 身体合併症を有する患者に身体への安全性を考慮して選択された薬物の種類あるいは量が鎮静に不十分な場合

呼吸器や循環器に重篤な合併症がある場合,鎮静のための薬物の大量投与は呼吸抑制,QT延長や重篤な不

身体拘束を実施しない場合に予測される危険
鎮静目的で高用量の薬剤を使用せざるをえず，それが予測の範囲を超えた過鎮静を招いて，吐物による窒息や嚥下性肺炎を惹起する危険性が増大
薬剤が意識水準を低下させたり，器質性疾患による脳波の徐波化を薬剤惹起性と誤認させたりするなど，臨床像を混乱させる可能性が高い
鎮静に必要な量の薬剤投与が呼吸抑制，QT延長や重篤な不整脈などを惹起して致死的になることがある
鎮静のために投与された薬剤が，さらに肝障害を増悪させたり，代謝や排泄の障害によって容易に中毒量に至る
自殺・自傷・他害・器物損壊，鎮静のために薬剤投与すればそれによる意識水準のいっそうの低下

(文献9より改変引用)

整脈などを惹起して致死的になることがある。また，肝機能や腎機能に重篤な障害がある場合，代謝や排泄の障害によって薬物は容易に中毒量に至る。このような場合，身体疾患への安全性が優先されるため，鎮静

には不十分な量の薬物しか投与できないことがある。鎮静できないまま持続点滴や尿道カテーテル留置などの身体治療や身体管理を併行する際，患者自身によって点滴ルートや留置カテーテルが抜去されることは少なくない。これは大量の出血や尿道裂傷など深刻な事故に直結するため極めて危険である。したがって隔離のみでは対処できず，身体拘束は不可避である。薬物過敏症によって薬物を投与できない場合も同様である。

c. せん妄など種々の意識障害の状態にある患者の危険な行動の防止

せん妄などの意識障害の状態では，行動の予測が困難であり，点滴を抜去したり他者に暴力を振るうなどの危険な行動が突発的に発生する。意識が曇っている分，手加減がないため危険性が高い。これを防止するために身体拘束を必要とする。ただし症状は浮動するため，意識清明な状態の持続がある程度見込める際には，身体拘束の緩和や中断といった配慮をする必要がある。

3. 実施手順と診療録への記載

1）実施手順

a. 実施の判断

身体拘束の実施にあたっては，代替方法がないこと，および必要最小限であることが基本原則である。精神

保健福祉法によって,指定医は身体拘束実施に関する専門的な医療的判断が認められている。この判断は,著しい逸脱がない限り裁量性が認められる。

米国でも1982年に最高裁において,自傷他害を防止するための行動制限は,専門的標準を基本的に逸脱しない限り,厳格な制度より医師の専門性に基づく臨床的判断に従うといった医師の裁量を支持する判断が示されている[27]。

なお,米国では州によっては,実施の判断が看護師,心理士,ソーシャルワーカーといった医師以外の職種にも認められている。その場合,医師は他職種によって実施された身体拘束の妥当性を可能な限り迅速に検討して,その継続の指示を行う[11,26]。これに対してわが国では,実施の判断は指定医に限定されている。このことは,わが国の法律が行動制限の開始の判断に力点を置いていることを意味する。

b. 実　　施

患者が身体的攻撃性を向けてくることに備えて,安全に徒手拘束をするに足る人手を集める。集めるべき人数は相手の体格や攻撃性にもよるが,四肢の一肢ずつを確保するための4名に加えて,頭部の保護および司令塔の役割を担う1名,必要に応じて注射などの処置を実施する1名の計6名以上が好ましい。頭部の保護とは,四肢を確保する4名に対する患者の咬みつきを防ぐ作業も含まれる。また,圧倒的多数で対応することは相手

の戦意を喪失させることにつながるため，格闘になる状況を未然に防ぐ効果がある。逆に少人数で対応するほど格闘になる可能性が高くなる。のちに症状が軽快した患者にとって，入院時に医療者に殴りかかった記憶などないに越したことはないし，医療者も傷害を負えば仕事に対して後ろ向きになる。常時6名の人員をそろえることは医療経済上困難であるが，米国で病院付きの警官に応援を頼むように，必要なときにそれだけの人手を集められる態勢にしておくことは重要である。

　ネクタイは絞首される危険を伴う（過去に実際に発生している）ため避けるほうが好ましく，状況によっては眼鏡もはずして対応する。診察場所にはさみや点滴台など凶器となりうるものを置かないといった日頃からの整備も必要である。

2) 診療録への記載

　精神保健福祉法において定められた記載事項は次のとおりである。

> 「① 必要と認めて行った行動制限の内容」
> 「② 行動の制限を行ったときの症状」
> 「③ 行動の制限を開始した年月日及び時刻並びに解除した年月日及び時刻」
> 「④ 行動の制限を必要と認めた指定医の氏名」

　このうち①の「行動制限の内容」については，体

幹・四肢のいずれの部位を拘束したのか明示する。四肢のうち一部のみの拘束を行う場合などにも，その部位を明示する。②の「行動制限を行ったときの症状」については，身体拘束を必要とした理由が明瞭となるように症状，状態像，逸脱行動の内容，あるいは身体拘束をしない場合に予測される問題などを明示する。様式1-1 (p.73〜75) に，身体拘束を開始する際の指示と診療録を兼ねた記載例を示した。

3) 告　知

精神保健福祉法では，

> 「身体的拘束に当たっては，当該患者に対して身体的拘束を行う理由を知らせるよう努める」

とあり、努力規定として位置付けられているが，実際には都道府県の実地指導によって書面による告知が当然の手順となっている。様式1-2 (p.76) に，身体拘束を開始する際の患者に対する告知例（厚生労働省）を示した。

また，保護者あるいは家族に対しても身体拘束を行う理由を説明し，その内容を診療録に記載する。

4) 観　察

精神保健福祉法では，観察について，

> 「身体的拘束を行っている間においては,原則として常時の臨床的観察を行い,適切な医療および保護を確保しなければならない」

と記されている。ここでいう「常時の臨床的観察」は,字面を捉えれば一対一看護を意味するようにみえるが,現実には一対一の看護基準はあり得ないため不可能である。しかし医療安全の視点から捉えなおすと,テレメトリーによる心肺モニター(写真2,3)の装着により「常時の臨床的観察」が実現できる。必要に応じて画像・音声モニターを併用する。

観察結果は主に看護記録に記載されるが,経時的要素のない看護記録法を採用している医療機関では注意が必要である。事故が発生して訴訟になった場合,記

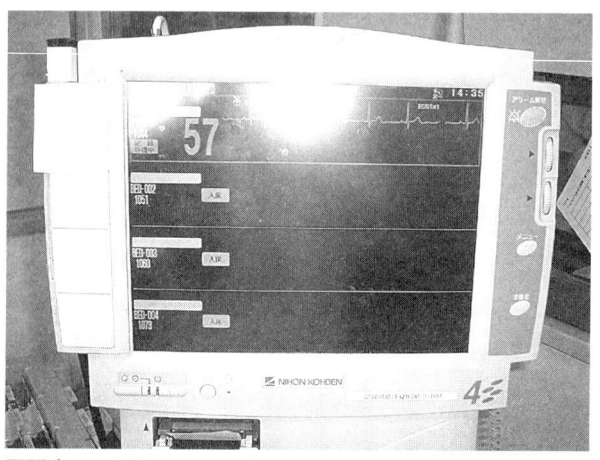

■写真2　心肺モニター受信機

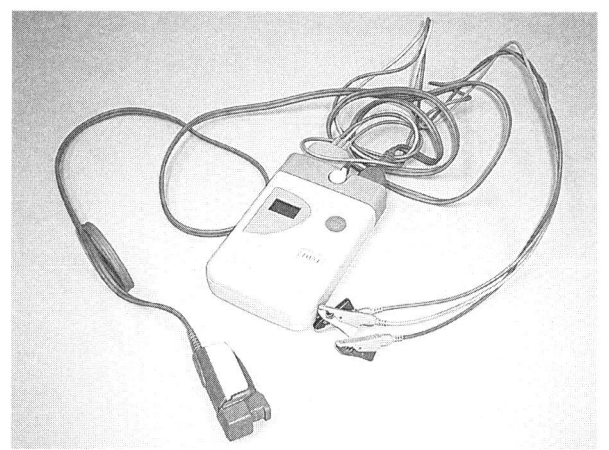

■写真3　心肺モニター送信機

録のない時間は観察を怠っていたなどという理不尽な解釈の余地を残すからである。したがって，救命救急センターのチェックリスト式の記録を併用するなりの工夫が必要である（p.76，様式1-3）。

5) 評　価

精神保健福祉法では，

> 「身体的拘束が漫然と行われることがないように，医師は頻回に診察を行うものとする」

と規定されている。ここでいう「頻回」は，都道府県による実地指導上，一日に2回以上の医師の身体拘束に関する診療録記載を意味する。様式1-1（p.73～75）に，

身体拘束の継続に関する記載例を示した。

　記載の内容は単に病状のみでなく，身体拘束の継続の必要性，解除の可能性，あるいは部分的な身体拘束解除といった制限緩和の可能性を検討した結果について触れることが望ましい。身体拘束や隔離の実施にあたって恣意性が働くとすれば，それは開始するか否かという判断においてではなく，その継続期間においてであると考えられている[25]。その根拠として，医療者の経験年数と身体拘束や隔離の実施頻度との間に相関は認められず，それらの開始についての意見が医療者の間で高い割合で一致するといった研究成果が挙げられる[22]。したがって，このような身体拘束継続に関する評価を常に意識する姿勢は，身体拘束期間を必要最小限にとどめるために重要である。

　なお，身体拘束の継続時間の上限を設ける考え方がある。例えば，WHOの精神保健医療に関する基本10原則の中で，身体拘束の継続時間は4時間が上限と明記されている[29]。米国では州によっては15分といったところもある。しかし，欧米と異なりわが国では，アルコールや薬物による急性中毒あるいは離脱症候群としてのせん妄も精神科で治療が行われること，向精神薬を投与できないような身体合併症の患者も精神病床で治療が行われることなどの特有な事情がある。このような状況において時間制限を設ければ，その時間内に行動制限を収めるように過剰な鎮静を招くほどの量の薬物を投与することになりかねず，危険である。また，身

体合併症患者に対する持続点滴などが不可能になる。したがってわが国の現状では，身体拘束の継続時間を4時間以内などと規定することはかえって適切な医療の提供を阻害するおそれがある。

6) 解　除

a. 解　除

精神保健福祉法において，「解除した年月日及び時刻」を診療録に記載するよう規定されている。しかし，解除の指示を指定医がすべきという規定はない。身体拘束解除の判断は人権の制限とは逆の行為であること，および身体拘束が不要になった場合に遅滞なく解除されるべきであることから，指定医でなくても可能である。ただし，身体拘束を解除することによって患者自身および他の患者が被る不利益などについても，あらかじめ十分な検討がなされるべきである。また，身体拘束の全面的な解除に先立って病状を慎重に観察しながら部分的に拘束を解除していく方法は，その安全性を考慮して実行が可能な場合には推奨される方法であり，身体拘束の期間を最小化するために有効である。様式1-1（p.73〜75）に，身体拘束の解除に関する記載例を示した。

b. 解除と中断の違い

洗面，入浴，寝具交換などのために暫時身体拘束を中断することは，身体拘束中の患者および部屋の衛生

に対する配慮であるため,身体拘束の解除とはみなさない。食事,排泄,面会,喫煙などのための暫時の身体拘束の中断も,身体拘束を少しでも快適にするための患者への配慮であり,身体拘束の解除とはみなさない。検査のための暫時の身体拘束の中断も身体拘束の解除とはみなさない。したがって,このような身体拘束の一時的な中断の後の再拘束にあたっては,あらためて指定医の診察を要するものではないし,診療録への逐一の記載も要しない。

4. 実施上の注意点

身体拘束を実施する際,次の点に留意する(表1-3[9])。

1) 阻血の防止

まず,阻血の防止のために,必ずマグネット式の専用製品を使用する。マグネット式の用具は着脱が容易であるため、身体拘束の中断による観察という医療行為を促す。したがって,身体拘束の解除までの時間の短縮にも役立つ。

2) 誤嚥の防止

次に,誤嚥の防止である。両側の上肢を拘束するなど体位変換が不可能な状態で摂食させることは,誤嚥・窒息の危険性を上げる。食事中は拘束を中断して

■表1-3 身体拘束実施上の注意点

概念	対策
阻血の防止	マグネット式の用具の使用
誤嚥の防止	●体位変換不能な状態（両側上肢拘束）での摂食は危険を伴うことを念頭に置く。 ●摂食させるなら食後2時間程度は上体を起こす体位になるようベッドのヘッドアップをする。 ●誤嚥による窒息が発生しても即応できるようテレメトリーによる心肺モニターを装着する。
深部静脈血栓の防止	●下肢拘束する場合は弾性ストッキングを着用させる。 ●間歇的空気圧迫法（既に血栓がある場合は禁忌）
点滴・尿道カテーテル抜去の防止	●両手にミトンの装着 ●点滴ルートに両手や口が届かないようその走行を工夫する。 ●尿道カテーテルに両手や足が届かないようその走行を工夫する。
ストレス潰瘍の防止	●抗潰瘍薬の投与

（文献9より改変引用）

も，食後に両側上肢を拘束すれば同じ危険を伴う。しかし，現場ではこのような拘束と摂食とを並行せざるを得ないことはある。したがって，摂食させるなら食後2時間程度は上体を起こす体位になるようベッドのヘッドアップをする。さらに，誤嚥による窒息が発生し

ても即応できるように、テレメトリーによる心肺モニターを装着する。

3）深部静脈血栓・肺塞栓の防止

3点目は、深部静脈血栓・肺塞栓の防止である。まず、下肢拘束する場合は弾性ストッキング（写真4）を着用させる。さらに、間歇的空気圧迫法のための器械（写真5）を装着する。4点順次加圧型が薦められる。ただし、すでに下肢に血栓形成が疑われる場合は、圧迫によって血栓を飛ばしてしまう危険性が生じるため避け、専門医に相談する。詳細は『日本総合病院精神医学会治療指針2 静脈血栓塞栓症予防指針』[18]を参照のこと。

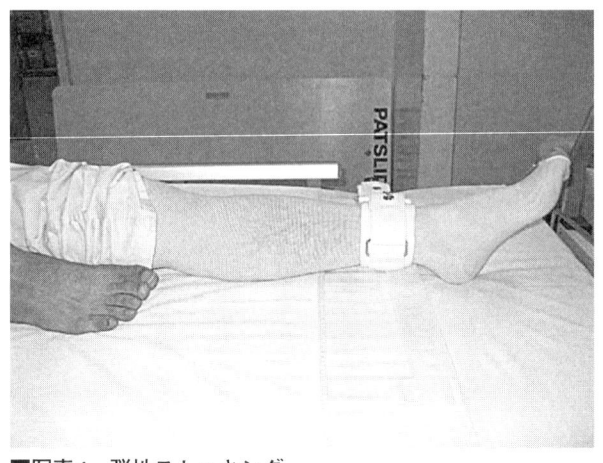

■写真4　弾性ストッキング
写真はモニターホール付きのハイソックスタイプ。
ストッキングの端の丸まりや途中のよれなどがないようにはかせる。モニターホールによって足先の皮膚を観察を行う。

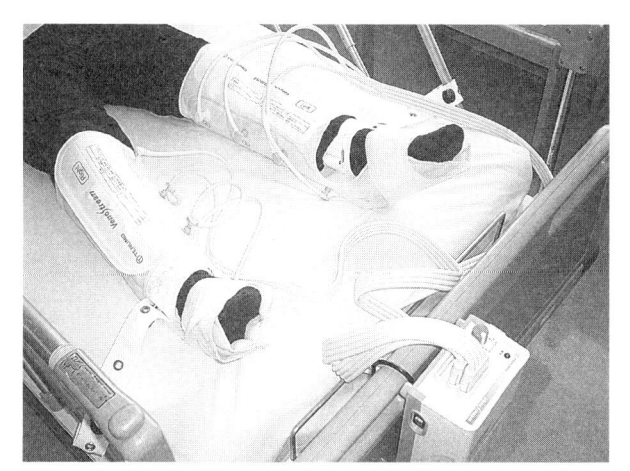

■写真5　間歇的空気圧迫法のための器械

4）点滴ルートや尿道カテーテルの抜去の防止

　4点目は，点滴ルートや尿道カテーテルの抜去の防止である。これには両手にミトン（写真6）を装着させることが有効である。また，点滴ルートに両手や口が届かないように，あるいは尿道カテーテルに両手や足が

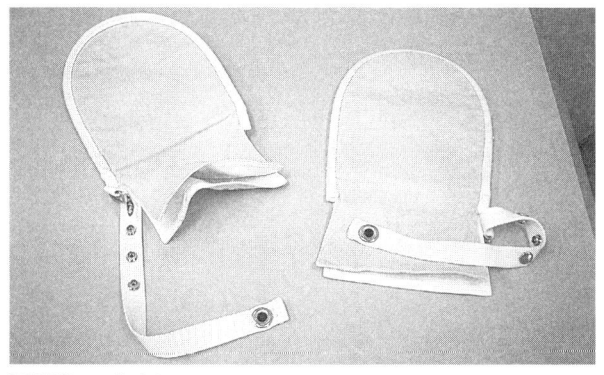

■写真6　ミトン

届かないようにその走行を工夫する。体幹拘束がゆるすぎると，腰を移動させることで拘束されている上肢に尿道カテーテルが届くようになる。尿道カテーテルを強引に抜去した場合，男性では尿道裂傷による排尿障害のため緊急に膀胱瘻の造設が必要になることもある。

なお，身体拘束中の尿道カテーテル抜去に伴う尿道損傷の予防策として，バルーンに注入する水を必要最低限にする方法がある。東京都立豊島病院神経科では男性の場合のバルーン注入量を3mlにした結果，それまで自己抜去の際に必ず尿道を損傷していたのが，変更後は尿道損傷を伴わなくなった。ただし，自然に抜ける例もごく少数であるが発生する。

5) ストレス潰瘍の防止

5点目は，ストレス潰瘍の防止である。身体拘束，特に四肢拘束のような寝返りをうてない状態では，ストレス潰瘍の危険性が高まる。ストレス潰瘍から大量の吐血に至る場合もあるため，あらかじめ抗潰瘍薬を静脈内投与あるいは内服させて防止する必要がある。

5. 緊急事態発生時の対応

突発的な自傷他害行為が発生した際に，医師が他の緊急を要する患者に対応中などの理由で現場に急行できない状況にあるときは，看護師は速やかに他の指定医あるいは医師に連絡して指示を受ける必要がある。

しかし,連絡する時間もないほどの緊迫した状況にあるときは,やむを得ず看護師によって暫定的な行動制限がなされることもありうる。わが国の法律において,緊急避難行為は違法とはされない[14]。ただし緊急避難行為であっても,その開始後可及的速やかに指定医あるいは医師に連絡して指示を受ける必要がある。また,暫定的な行動制限が真に緊急避難行為に該当したか検討される必要があるため,その状況についての記録を残しておかなければならない。

　欧米においてもこのような緊急事態では,倫理的および法的に柔軟な対応が許されている。むしろ他の患者の安全に対する倫理的責任をも負っているという考え方に基づいて,法的義務が認められることもある。緊急事態における隔離および身体拘束の開始について医療者の間に意見が大きく異なることは臨床上ないが,その正当性に関する事後評価が重要なことであると考えられている[21]。

　また,米国では通常看護者によって隔離および身体拘束が開始され,医師によってその妥当性の評価および継続の指示が行われるため,緊急避難といった事態は発生しにくいと考えられる。この場合,米国精神医学会は,医師の診察は看護者による隔離および身体拘束の開始後1時間以内が好ましいというおおよその基準を推奨している。しかし,各医療機関によって事情が異なるため,その時間は各医療機関の裁量の範囲内であることも明示されている[27]。

2　隔　離

1. 定　義

精神保健福祉法では，

> 「内側から患者本人の意思によっては出ることができない部屋の中へ一人だけ入室させることにより当該患者を他の患者から遮断する行動の制限をいい，12時間を超えるものに限る」

と定義されている[23]。ただし診療録への記載は12時間以内の場合も必要であるため，それも「隔離」と捉えておくほうが現場的である。

2. 適　応（表2-1[9]）

1) 精神医療の視点からの適応

精神保健福祉法では，次の5点を挙げている。

ア　他の患者との人間関係を著しく損なうおそれ

■表2-1 隔離の適応

隔離の適応	例
刺激を遮断して静穏で保護的な環境を提供することによって症状の緩和が期待できる	他の患者の言動やテレビの音声・映像が，幻覚妄想に支配されている患者にとって妄想知覚としていっそう被害的に認知され，自己制御不能なほどの興奮性の亢進につながっている場合
身体拘束を要しない程度の他害・器物損壊の危険性	精神病性・躁病性・うつ病性あるいは情緒不安定性人格障害などを背景として攻撃性・衝動性が亢進し自己制御不能な場合
室内を観察できるモニターカメラが設置されている場合の自殺・自傷の危険性	希死念慮が強く焦燥が目立つ場合，命令幻聴や非難される内容の幻聴に行動が左右される場合，情緒不安定で攻撃性・衝動性が亢進し自己制御不能な場合
他の患者との人間関係が著しく損なわれないように保護すること	火災報知機を押して回る患者，盗癖の著しい患者，すぐ脱衣する患者，便をこねるなど不潔な行為をする患者，食堂のやかんや食器などを衝動的にひっくり返す患者
身体合併症を有する患者の検査および治療	糖尿病の食餌制限を守れない場合の精査や治療目的 水中毒の飲水制限を守れない場合の精査や治療目的

隔離を実施しない場合に予測される危険
環境からの刺激が患者の興奮を助長するため,鎮静剤の投与が追加され,過鎮静を招く
他害・器物損壊
自殺・自傷
器物損壊・迷惑行為・不適切な言動は,他の患者の治療に悪影響を及ぼすのみならず,当該患者の人間関係を著しく損なう
糖尿病のためカロリー制限されている患者が看護者の目を盗んで他の患者のおやつを便所で盗食して誤嚥・窒息する危険性
飲水量制限できないため極度の電解質異常から意識障害,けいれんなどが惹起され,急性腎不全,急性心不全など生命的危険性

(文献9より改変引用)

がある等，その言動が患者の病状の経過や予後に著しく悪く影響する場合
イ　自殺企図又は自傷行為が切迫している場合
ウ　他の患者に対する暴力行為や著しい迷惑行為，器物破損行為が認められ，他の方法ではこれを防ぎきれない場合
エ　急性精神運動興奮等のため，不穏，多動，爆発性などが目立ち，一般の精神病室では医療又は保護を図ることが著しく困難な場合
オ　身体的合併症を有する患者について，検査及び処置等のため，隔離が必要な場合

これにより，自殺・自傷の危険性の回避，他害の回避，身体的問題の鑑別・治療・管理といった本質的な3項目の他，自傷他害に至らない程度の興奮や迷惑行為への対応を可能にしている。それを踏まえた上で，現場では具体的に言語化する習慣が必要である。特に，身体拘束の適応との違いを意識的に言語化することは，治療の本質の面からも医療安全の面からも重要である。

a. 刺激を遮断して静穏で保護的な環境を提供することによる症状の緩和

他の患者の言動やテレビの音声・映像は，幻覚妄想に支配されている患者にとって妄想知覚としていっそう被害的に認知され，自己制御不能なほどの興奮性の亢進につながる。したがって刺激の少ない静穏な環境

に移すことは，患者の興奮を最小限に留める効果があり，結果として過剰な鎮静剤の投与が回避される。

b. 他害の危険の回避

興奮・攻撃性が亢進して暴力の危険性が高くなった患者あるいは暴力に及んだ患者は，鎮静剤の効果発現によって攻撃性が低下するまでの間，隔離して待つ必要がある。患者の攻撃性が制御不能で危険と判断されるなら，身体拘束が選択される。

c. 自殺・自傷の危険の回避

室内を観察できるモニターカメラが設置されているなら，自殺の回避に有効な場合もある。しかし観察モニターカメラがない場合は，医療側の観察が常時には不可能であり，他の患者の目にも触れないため，多床室より自殺の危険性が高い。自殺・自傷の危険が切迫しているなら，身体拘束のほうがはるかに安全である。

d. 他の患者との人間関係が著しく損なわれないように保護すること

器物損壊，迷惑行為，不適切な言動は，他の患者の治療に悪影響を及ぼすのみならず，当該患者の人間関係を著しく損なう。

例えば，火災報知機を押して回る患者，盗癖の著しい患者，すぐ脱衣する患者，便をこねるなど不潔な行為をする患者，食堂のやかんや食器などを衝動的にひ

っくり返す患者などには，他の患者への迷惑を防止する目的で隔離せざるを得ない。

また，患者の興奮状態を他の患者に見られると，その患者が回復してから他の患者からそのことに言及された場合本人がつらい思いをする。そのようなことを避ける目的で隔離が必要になることがある。

e. 身体合併症を有する患者の検査および治療

糖尿病の食餌制限や水中毒の飲水制限を守れない場合などの精査や治療目的。例えば，糖尿病のためカロリー制限されている患者が看護者の目を盗んで他の患者のおやつを便所で盗食して誤嚥・窒息することがあり，隔離せざるを得ない場合がある。

また，水中毒の患者では，飲水量を制限する目的で隔離が必要に応じて行われなければ，極度の電解質異常から意識障害，けいれんなどが惹起され，急性腎不全，急性心不全などの生命的危険を生じる場合がある。

以上に列挙した項目のいずれにも該当しないが隔離以外に代替手段が考えられないといった状況が発生した場合は，後述の病院内審査機関で慎重に検討する必要がある (p.41)。それは本指針の改訂への示唆となりうる。臨床現場では机上の論議と異なり，想像を越えるできごとがときに発生する。その際，臨床現場の適切な医療行為を本指針が裏付けることができない場合は，本指針に対する増補あるいは改訂を必要とする。

3. 実施手順と診療録への記載

1）実施手順

a. 実施の判断

隔離の実施にあたっては，代替方法がないこと，および必要最小限となるように行われることが基本原則である。精神保健福祉法によって指定医は隔離実施に関する専門的医療的判断が認められている。この判断には，著しい逸脱がない限り裁量性が認められる。なお，12時間以内の隔離であれば指定医でない医師が判断してもよい。

米国では州によっては，実施の判断が看護師，心理士，ソーシャルワーカーといった医師以外の職種にも認められている。その場合，医師は他職種によって実施された隔離の妥当性を可能な限り迅速に検討してその継続の指示を行う[26]。これに対してわが国では，実施の判断が医師，12時間を越える場合の判断は指定医に限定されており，法律上，隔離の開始に厳格であるといえる。

また，裁量性に関して米国では，1982年に最高裁で，自傷他害を防止するための行動制限は，専門的標準を基本的に逸脱しない限り，厳格な制度より医師の専門性に基づく臨床的判断に従うといった医師の裁量を支持する判断が示されている[27]。

b. 実　　施

　患者が身体的攻撃性を向けてくることに備えて，安全に徒手拘束をするに足る人手を集める。集めるべき人数は相手の体格や攻撃性にもよるが，身体拘束の際と異なり保護室への誘導にあたって徒手拘束まで必要とすることは多くないので，身体拘束開始の際に望ましいとされる6名より少なくてよいことが多い。

　安全のための備えとしてネクタイを避けたり，状況によっては眼鏡もはずして対応するといったことは身体拘束実施の際と同様である。さらに，保護室あるいは隔離する個室内で縊首されないように，構造上および布類・所持品についての注意が必要である。また，保護室内の便器を損壊して，その破片で強化ガラスを破って逃走した事例もあるため，日頃からの整備が重要である。

2) 診療録への記載

　精神保健福祉法において定められた記載事項は次のとおりである。

① 　必要と認めて行った行動制限の内容
② 　行動の制限を行ったときの症状
③ 　行動の制限を開始した年月日及び時刻並びに解除した年月日及び時刻
④ 　行動の制限を必要と認めた指定医の氏名

このうち②の「行動制限を行ったときの症状」については，隔離を必要とした理由が明瞭となるように症状，状態像，逸脱行動の内容，あるいは隔離をしない場合に予測される問題などを明示する。様式2-1 (p.78, p.80〜81) に，隔離を開始する際の指示と診療録を兼ねた記載例を示した。

3) 告　知

精神保健福祉法では，

> 「隔離を行うに当たっては，当該患者に対して隔離を行う理由を知らせるよう努める」

とあり，努力規定として位置付けられているが，実際には都道府県の実地指導によって書面による告知が当然の手順となっている。様式2-2 (p.79) に，隔離を開始する際の患者に対する告知例（厚生労働省）を示した。

また，保護者あるいは家族に対しても隔離を行う理由を説明し，その内容を診療録に記載する。

4) 観　察

a. 観　察

精神保健福祉法では，観察について，

> 「隔離を行っている間においては，定期的な会話

等による注意深い臨床的観察と適切な医療及び保護が確保されなければならないものとする」

と記されている。ここでいう「定期的な」の具体的な時間的基準は示されていない。

　精神科の病棟では患者の精神状態，睡眠状態，および他の患者や医療者との人間関係などの観察を一般医療よりきめ細かく行っているが，隔離を行っている間はそのような観察をさらに重点的に，しかも隔離の継続あるいは解除を検討する際に必要な情報を収集する姿勢で行うことが重要である。例えば攻撃性，衝動性，拒絶あるいは非協調性，現実検討能力，約束を遵守できるかといった事柄などに対する観察は，判断能力の回復の有無を検討する際に参考になる。会話を通じた直接的観察あるいは会話を通さない客観的観察が必要に応じて選択されてよい。看護師などによるこのような観察は，米国精神医学会の隔離および身体拘束の指針を作成したTardiff[27]によれば，窓越しの観察は少なくとも15分ごと，直接入室しての観察は少なくとも2時間ごとといった目安が示されている。ただし危険性が高い場合，入室には適切な人数がそろわなければならないことも示されている。また，看護師による一対一の常時の観察は，ときに患者にとって強い精神的侵襲をきたすことおよび他の患者への注意が減じることから，慎重に行われる必要があることが示されている。

　病状のみならず，画像・音声モニター設置の有無な

どの条件の違いによって観察の時間間隔を設定するほうが現場的である。この際，医療安全の視点を重視することはいうまでもない。特に，自殺・自傷の危険の回避を目的に隔離を行う場合，画像・音声モニターが設置されていない部屋では「定期的な観察」すなわち断続的な観察は危険である。

観察結果は主に看護記録に記載されるが，経時的要素のない看護記録法を採用している医療機関では注意が必要である。事故が発生して訴訟になった場合，記録のない時間は観察を怠っていたなどという理不尽な解釈の余地を残すからである。したがって，救命救急センターのチェックリスト式の記録を併用するなりの工夫が必要である。

b. 開放観察

開放観察とは，隔離開始時に比べて症状は改善されてきたが隔離を解除するほどの安定には至っていないと判断される患者に対して，指定医の治療計画に基づき一日のうち一定の時間，隔離を中断して症状を観察することをいう。具体的には，患者に説明の上，開放観察の時間は施錠を解除して患者の意思により病棟内の共有空間と往来可能にすること，あるいは共有空間で過ごさせることをいう。このように隔離の完全な解除に先立って病状を慎重に観察しながら段階的に隔離の程度を緩和していく開放観察は，その安全性を考慮して実行が可能な場合には推奨される方法であり，隔

離期間を最小化するために有効である。当然ながら，開放観察中に自己制御を欠く行動が認められた場合，制限の強い段階に戻す。

5）評　　価

精神保健福祉法では，

>「隔離が漫然と行われることがないように，医師は原則として少なくとも毎日1回以上診察を行うものとする」

と規定されている。様式2-1 (p.78, p.80〜81) に，隔離の継続に関する記載例を示した。

記載の内容は単に病状のみでなく，隔離の継続の必要性，解除の可能性，あるいは開放観察といった制限緩和の可能性を検討した結果について触れることが望ましい。「1　身体拘束」の部でも述べたとおり (p.18)，隔離の開始よりその継続期間において恣意性が働きやすい。したがって，このような隔離継続に関する評価を常に意識する姿勢は，隔離期間を必要最小限にとどめるために重要である。

6）解　　除

a. 解　　除

精神保健福祉法において，「解除した年月日及び時刻」を診療録に記載するよう規定されている。しかし，解

除の指示を指定医がすべきという規定はない。隔離解除の判断は人権の制限とは逆の行為であること，および隔離が不要になった場合に遅滞なく解除されるべきであることから，指定医でなくても可能である。ただし，隔離を解除することによって患者自身および他の患者が被る不利益などについても，あらかじめ十分な検討がなされるべきである。また，隔離の全面的な解除に先立って病状を慎重に観察しながら開放観察時間を延長していく方法は，その安全性を考慮して実行が可能な場合には推奨される方法であり，隔離の期間を最小化するために有効である。様式2-1（p.78，p.80〜81）に，隔離の解除に関する記載例を示した。

b. 解除と中断の違い

精神保健福祉法において，

> 「隔離を行っている間においては，洗面，入浴，掃除等患者及び部屋の衛生の確保に配慮するものとする」

と規定されている。

すなわち，洗面，入浴，寝具交換などのために暫時隔離を中断することは，隔離中の患者および部屋の衛生に対する配慮であるため，隔離の解除とはみなさない。食事，排泄，面会，喫煙などのための暫時の隔離の中断も，隔離を少しでも快適にするための患者への

配慮であり，隔離の解除とはみなさない。検査のための暫時の隔離の中断も隔離の解除とはみなさない。したがって，このような隔離の一時的な中断のあとの保護室への再入室にあたっては，あらためて指定医の診察を要するものではないし，診療録への逐一の記載も要しない。

4. 実施上の注意点

　従来，興奮に対する鎮静の際に，眠らせたにもかかわらず心肺モニターなどの監視なしに保護室で経過を見るといったやり方があった。これは医療安全の面からは急変に対応できないため，現在では推奨されていない[9,17]。そこまで鎮静する必要があるか，必要とあれば十分な医学的管理を可能にするため身体拘束の適応ではないかといった吟味が重要である。

　また，刺激を遮断して静穏で保護的な環境を提供することによる症状の緩和を目的とした隔離は，施錠なしの個室でも実現できることが少なくない。この点に対する検討も必要である。

③ 行動制限最小化委員会

1. 診療報酬上の規定

2004年4月の診療報酬点数表の改訂に際して,「医療保護入院等における適切な診療を評価した医療保護入院等診療料」が新設された。その内容の中心は行動制限最小化委員会の設置であり,

「行動制限最小化に係る委員会において次の活動を行っていること。
ア　行動制限についての基本的考え方や,やむを得ず行動制限する場合の手順等を盛り込んだ基本指針の整備。
イ　措置入院,緊急措置入院,医療保護入院及び応急入院に係る患者の病状,院内における行動制限患者の状況に係るレポートをもとに,月1回程度の病状改善,行動制限の状況の適切性及び行動制限最小化のための検討会議。
ウ　当該保険医療機関における精神科診療に携わる職員すべてを対象とした,精神保健及び精神

　　　　障害者福祉に関する法律，隔離拘束の早期解除
　　　　及び危険予防のための介入技術等に関する研修
　　　　会の年2回程度の実施。」

と規定されている。

2. 行動制限最小化委員会の設置推奨の背景

　1998年に国立の病院で違法な隔離および身体拘束が長期間なされていたことが発覚したのを契機に，翌春急遽，厚生科学研究「精神科医療における行動制限の最小化に関する研究」が立ち上げられた。その初年度の成果の1つとして，全国の精神科をもつ医療機関へのアンケートから，隔離および身体拘束を少なくする方法として現場の医療者の間で共通して認識されている項目の列挙がある。具体的には，次の6つであった。

　まず，医師および看護者の増員である。その結果，他害や迷惑行為など対人関係を理由に行動制限を行う頻度を減らすことができる。

　2つ目は，精神科病棟の改築などにより居住性の良い個室を増やすことである。そのような個室を使用すれば，保護室を使用しなくても，被害関係付けにつながる外界からの刺激を遮断して患者本人の苦痛を緩和するといった目的[8,22,27]は達成できる場合が少なくない。すなわち，患者本人を医療的に保護する目的での隔離の頻度を減らすことができる。

3つ目は，病棟全体，病室，共用部分などを広くして閉塞感を改善させるといった環境効果で，患者の攻撃性が緩和できる。このような環境効果は，欧米の臨床研究[3,4,19,20]において明らかにされている事柄である。

これら3点はいずれも経済的裏付けを必要とするため長期的な課題と考えられたが，その後の厚生労働省の政策的誘導にて徐々に実現の方向にある。

4点目は，行動制限の最小化を推し進めていく過程で，隔離および身体拘束をしなかったことで起きた事故，例えば自傷他害や転倒による骨折などについて，医療関係者に対する過剰な責任追及を行わないという社会的合意が構築される必要があるということである。そのような合意があれば，防衛的な隔離および身体拘束を減らすことが可能となるため，行動制限の最小化が促されることになる。

5点目は，医療者が隔離および身体拘束の内容・方法・時間などについて再検討してその最小化のためにいっそうの努力をすること。

6点目は，隔離および身体拘束に対する第三者を含めた審査機関を設置することである。

短期的な実現可能性から，最後の2点の検討を目的に前述の厚生科学研究2年目の課題として，隔離・身体拘束に関する病院内審査機関の設置を試行した[10]。

具体的には，4カ月の期間，9病院に同一基準の審査システムを設置し，同一手順で2週間を越える隔離・身体拘束が実施された症例に対する評価を行った。この

審査システム試行の前・後2週間ずつにおいて，すべての隔離・身体拘束実施の頻度・時間などを計測した。同時に，職員の意識・患者の満足度の変化を検討した。

その結果，審査システム試行前2週間と比べて，後2週間の隔離率は7病院で軽微であるが減少した。隔離率が減少しなかった2病院のうち1病院は，開放観察日数の割合が増えた。拘束率は，5病院で軽微であるが減少した。拘束率が減少しなかった3病院のうち1病院は拘束部分中断率が100％，残りの2病院も拘束部分中断率が増加した。精神科救急に特化された2病院では審査システム試行の前・後で患者の重複がなかったため統計学的検定を行ったが，拘束部分中断時間の割合および拘束一部解除時間の割合といった細目に有意な増加が認められたに留まった。また，患者の満足度は有意に上昇したが，職員の審査システムの効果への認識は有意に否定的に変化した。

以上の結果から，病院内審査システムは隔離・身体拘束の減少には軽微ながら効果を有する可能性があること，患者満足度上昇の可能性があること，しかし労力に比べて効果が小さいことから職員の燃え尽きにつながるおそれがあることが示唆された。また，観察された隔離・身体拘束の軽微な減少が必ずしも適正化を意味しない可能性や，効果が短期的である可能性が考えられた。ただし，隔離・身体拘束が長期間にわたる患者が少なからず存在すること，およびそれらの患者への適正な行動制限の判断について現場と審査委員会

との間でときに相違が生じることから，審査システムはこのような長期化する行動制限に対する点検機構として意義をもつ可能性があると考えられた。

　この試行をもとに作成した病院内審査機関に関する指針案が，診療報酬上の規定としての「行動制限最小化に係る委員会」の背景になっている。

3. 行動制限最小化委員会の指針

1) 行動制限最小化委員会による審査の対象
　対象は，本書「1　身体拘束」および「2　隔離」に記載した精神保健福祉法上の身体拘束および隔離を受けた患者である。

2) 行動制限最小化委員会の設置
　各医療機関の精神科責任者などを委員長とし，精神保健指定医，看護師，精神保健福祉士あるいは心理技術職，事務職などの4～5名程度の委員からなる審査機関を病院内に設置する。

3) 審査の手順
　概要は図3-1に示した。

　a. 身体拘束・隔離の開始にあたって
　担当医は，身体拘束・隔離開始日に「身体拘束・隔離チェックシート」(p.82～83，様式3-1)を作成する。

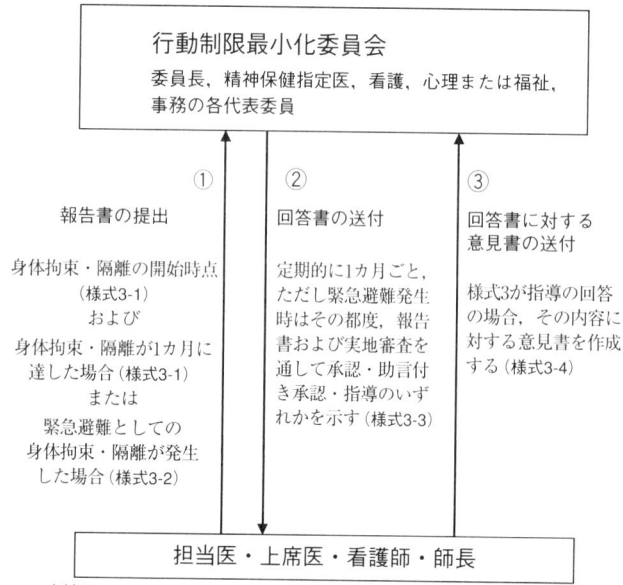

```
┌─────────────────────────────────────┐
│       行動制限最小化委員会            │
│  委員長，精神保健指定医，看護，心理または福祉，│
│  事務の各代表委員                     │
└─────────────────────────────────────┘
      ↑↓①         ↑↓②         ↑↓③
   報告書の提出   回答書の送付    回答書に対する
                               意見書の送付

 身体拘束・隔離の   定期的に1カ月ごと，  様式3が指導の回答
 開始時点         ただし緊急避難発生   の場合，その内容に
 （様式3-1）      時はその都度，報告   対する意見書を作成
   および        書および実地審査を   する（様式3-4）
 身体拘束・隔離が1カ月に 通して承認・助言付
 達した場合（様式3-1）  き承認・指導のいず
   または         れかを示す（様式3-3）
 緊急避難としての
 身体拘束・隔離が発生
 した場合（様式3-2）

┌─────────────────────────────────────┐
│    担当医・上席医・看護師・師長         │
└─────────────────────────────────────┘
  病棟ミーティングなどを通して日常的に身体拘束・隔離の最小化を検討
```

■図3-1 身体拘束・隔離に関する病院内審査機能の概要

原本はカルテに，複写は行動制限最小化委員会に提出する。

b. 身体拘束・隔離が1カ月を越えた場合

担当医が「身体拘束・隔離チェックシート」（p.82～83，様式3-1）を作成する。原本はカルテに，複写は行動制限最小化委員会に提出する。2カ月以降も1カ月ごとに同じ作業を繰り返す。

c. 行動制限最小化委員会の機能

　行動制限最小化委員会は，毎月1回委員会を開催して，身体拘束・隔離の実数・実態を把握するとともに必要に応じて実地審査を行う。

　1カ月を越える身体拘束・隔離を報告する「身体拘束・隔離チェックシート」が提出された場合，報告書を各委員に回覧する。内容から迅速な検討が必要と判断される場合は，速やかに委員を召集して後述の審査を行う。報告書の回覧によってどの委員からも疑義が生じなかった場合は，1カ月に1回の実地審査まで報告書に対する回答を保留してよい。

　開催された委員会では，提出された「身体拘束・隔離チェックシート」をもとに必要に応じて実地審査も併せて，その妥当性について倫理的・法的側面と臨床的現実性とを照合しつつ検討する。1カ月を越える身体拘束・隔離を報告する「身体拘束・隔離チェックシート」に対しては，「身体拘束・隔離チェックシートに対する回答書」（p.85, 様式3-3）を作成する。回答は，委員会として承認，助言付き承認，あるいは指導のいずれかを選択する。実地審査は回診に付属する形でもよい。「身体拘束・隔離チェックシートに対する回答書」は，原本を委員会で保存し，複写をカルテ保存用とする。議事は「行動制限最小化委員会の議事録」（p.87, 様式3-5）として記録する。

d. 行動制限最小化委員会からの指導に対して

行動制限最小化委員会からの「身体拘束・隔離チェックシートに対する回答書」において『3. 指導』の回答であった場合，担当医は速やかに「身体拘束・隔離チェックシート回答書の『3. 指導』に対する意見書」（p.86，様式3-4）を作成する。原本はカルテに，複写は行動制限最小化委員会に提出する。

4）緊急避難としての身体拘束・隔離が実施された場合

「1 身体拘束」の5で述べた緊急避難としての身体拘束・隔離（p.24）が行われた場合，可及的速やかに実施した職員が「緊急避難としての身体拘束・隔離が実施された場合の報告書」（p.84，様式3-2）を作成して，委員長に提出する。

行動制限最小化委員会は，報告書に基づき速やかに委員を招集して実地審査を行う。迅速性が重要であるため，委員長の他に1名以上の委員がそろえばよい。委員長が不在の場合，精神保健指定医を含む委員2名が実地審査をする。速やかとは，現実的には直近の平日という意味である。問題があると考えられた場合は，関係者を集めて直接検討する。審査結果は「行動制限最小化委員会の議事録」（p.87，様式3-5）に記録する。

④ 身体拘束・隔離の最小化

1. 最小化の目標と意味

　身体拘束や隔離は危険回避の目的で実施されるわけであるから，行き過ぎた最小化は危険の増加のために不適正になる可能性がある。つまり，適正な範囲での最小化が目標であり，それはどのような病像の患者に対応するかによって異なる。例えば，米国の大学病院の精神科救急の現場からの報告では，身体拘束は8.5%実施されており，決して低い頻度ではない[1]。別の米国の精神科救急医療機関からの報告でも，問題行動への対処法や観察を改善させて身体拘束・隔離の実施率が減少した結果，8%程度になったという[5]。このように救急・急性期の現場では，相当に努力してもこの程度の数字に止まるようである。わが国のように，身体合併症もせん妄も救急・急性期病棟で対応する場合，身体拘束・隔離の実施率は最小化したとしてもさらに高い値にならざるを得ない。

　一方，1カ月前後の急性期治療のあとに後方転送される患者に対応する米国の州立精神病院からの報告では，

身体拘束・隔離の最小化の努力の結果，実施率は0.3％程度から0.1％程度に減少したという[6]。別の州立病院でも，身体拘束・隔離最小化の努力の成果として，実施率は0.35％から0.12％に減少したと報告されている[24]。このように，救急・急性期を過ぎた状態では，身体拘束・隔離の実施をかなり低く抑えられる可能性がある。

ただし，ノルウェーのナーシング・ホームからの報告では，職員に教育プログラムを実施した効果として週あたり身体拘束を受けた患者数が3.3から1.5に減ったが，10回実施された症例があったことも記録されている[28]。すなわち，最小化といっても患者側の個人差があるため，個別の特性に合わせた配慮が必要であるし，0にはできないことの証左でもある。この点，目指すのは身体拘束・隔離の廃絶かあるいは最小化かといった議論が国際誌を賑わすことがあるが[15]，JCAHO（Joint Commission on Accreditation of Healthcare Organization）の身体拘束・隔離指針を遵守して実施率が半減した結果，他の患者への暴力が有意に増加したのみならずスタッフへの暴力が激増したという米国の急性期病棟からの報告は重い[13]。したがって，優先すべきことがらを見誤らないよう，しかし代替手段がある場合はそれを利用して身体拘束の最小化を図ることが望まれる。

2. 代替手段の検討

1）身体拘束の代替手段

a. 離床センサー

歩行が不安定であることおよび近時記憶障害のために離床時ナースコールで知らせる手順を記憶できない患者には，しばしば転倒・転落防止を目的に体幹拘束が実施される。この場合，離床センサーで代替しうるか検討する価値がある。

どのような事例が代替しうるかを特定するのは，個々の治療環境によって異なるため困難である。例えばナースステーションから遠くない病床は遠い病床より代替しうる可能性が高いが，重篤な患者が多くスタッフが絶えずいずれかの患者の看護に追われる状況では離床センサーに代替することで危険性が増すこともある。

また，警報音のスイッチを患者が切ってしまうこともあるため注意を要する。

b. 畳

同様に転倒転落防止を目的として，ベッドの代わりに畳を用いることで身体拘束を避けられる場合がある。ただし，多床室では他の患者がつまずいて転倒する危険が発生するため，通常，個室での適用となる。

c. 点滴ラインやチューブ類の走行の工夫

　点滴ラインやチューブ類の抜去防止目的で身体拘束をする場合，その走行を患者の視野に入りにくいよう工夫することで代替できることがある。ただし，抜去されることが生命的な危険につながりうる場合は，安易に代替すべきではない。

   d. ミトン

　点滴ラインやチューブ類の抜去防止目的は，ミトン（p.23, 写真6）の使用で代替できることがある。ただし，抜去されることが生命的な危険につながりうる場合は，安易に代替すべきではない。

2) 隔離の代替手段

   a. アメニティの良い個室

　刺激を遮断して静穏で保護的な環境を提供することによる症状の緩和を目指す場合，アメニティの良い個室であれば施錠しなくても患者自らそこにとどまることは少なくない。すなわち，暴力的でなければ，保護室で隔離するより好ましいことが少なくない。

3. 環境誘発の興奮の回避

1) 治療環境の工夫

   a. 広い病棟構造

　混みあった空間では攻撃性が亢進することが知られ

ており，実際，救急・急性期病棟の建て替えに伴って廊下などの共有スペースが広くなった際に患者同士のトラブルが減少することは経験するところである。

b. 病態・病像に適した治療環境

徘徊の顕著な認知症の患者は，徘徊を阻まれることで興奮することがあるが，回廊のある専門病棟であればそのような興奮は回避できる。つまり，病態・病像に適した治療環境に早期に移すことによって，新たな身体拘束・隔離を回避できることがある。

4. 教育・研修

身体拘束は医療側にとっても可能な限り避けたいと感じている手段であり，安全の確保のためにやむを得ず実施するというのが実際である。しかしこの際，身体拘束自体が危険性を少なからずはらむことは十分には認識されていない。身体拘束の不適切な実施によって，次のような危険が発生しうる。

① 四肢の拘束部位の阻血による運動機能障害やジャケット型拘束用具（写真7）などによる窒息
② 誤嚥による窒息や嚥下性肺炎
③ 無動による深部静脈血栓・肺塞栓
④ 点滴ラインや尿道カテーテルの抜去による出血や尿道損傷

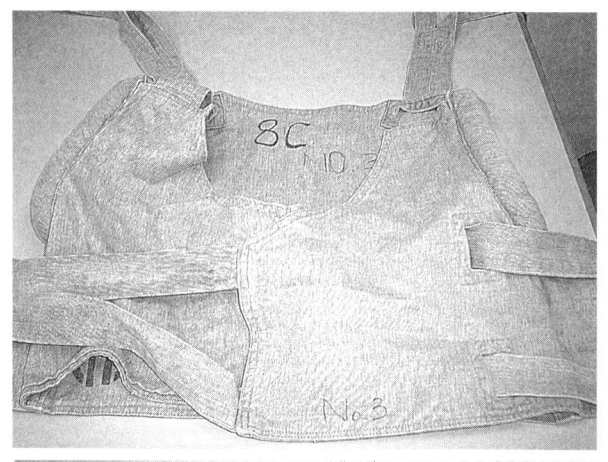

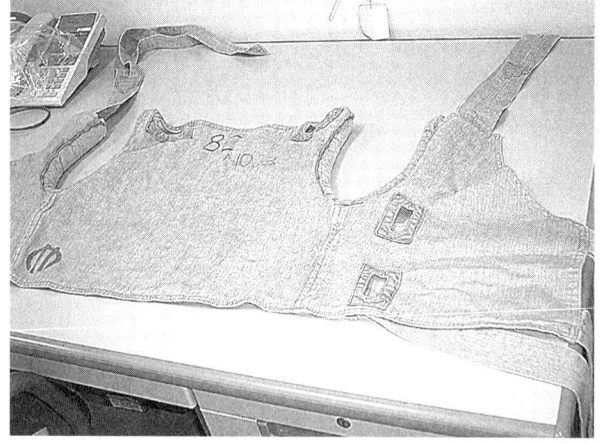

(展開したところ)

■写真7　ジャケット型拘束用具

⑤　ストレス潰瘍による消化管出血
⑥　拘束の長期化に伴う関節拘縮・筋力低下による転倒骨折

身体拘束の実施に伴いこれらの事故が発生した場合,

患者が気の毒なことはいうまでもなく、さらに、身体拘束が適切な手順・方法に沿って実施されていたか問われることになる。一般的には、身体拘束を実施しなかったことによる事故に対する責任より、不適切な実施による事故に対する責任が問われることのほうが多い[1]。

したがって、

① 可能な限り代替手段を駆使すること
② 錐体外路症状や失調が認められるなら処方内容を再検討すること
③ 一対一の観察時間を可能な限り長く確保するために家族を教育しつつ協力を得ること

などを行い、身体拘束を可能な限り避けることが賢明である。

しかし、救急現場などに勤務経験がなければ想像できない水準の攻撃性を示す患者や、身体合併症の治療・管理目的で身体拘束が不可避な場合も少なくない。この際は、「1 身体拘束」の4 (p.20) の実施上の注意点を実行して最大限の安全を確保する。実際、身体拘束に関連した死亡の原因として教育・研修の不足が95％であったという報告がある[11]。また、開始した身体拘束を最短で解除できるよう、実質的な再検討を日々行っていく必要がある。

さらに、身体拘束や隔離を実施するに至ったエピソ

ードについて患者に振り返らせ，反応の吐露と感情処理，次の同様なエピソードへの準備をするdebriefing[7]の重要性がいわれている。それにより，次に患者が同様の状況に陥ったときに，身体拘束や隔離が不可避なほどの行動をとらないようにさせる可能性があるとされている[2,12]。

　要約すれば，身体拘束は可能な限り避け，不可避な場合は完璧に実施し，最短で解除できるよう日々評価検討を行うということになる。

　以上の内容について，職員は現場レベルあるいは病院の研修会などを通じて教育されている必要がある。ただし，頑な原則論に基づき職員にやみくもな努力を求めることは，職員の燃え尽きにつながる[10]。それを防ぐためには，身体拘束や隔離の最小化に役立つ機器の導入といった設備投資をすべきであるし，現場の意見に常に耳を傾ける必要がある。

⑤ 一般病床における身体拘束

1. 日本医療機能評価機構の基準

　身体拘束は，一般病床においても医療上必要な場合に実施されるが，精神病床のような法律による制御はない。一般病床は構造的に患者に誰でも接近できるため，人権を侵害するような身体拘束は発生しにくい。このため，閉鎖構造もある精神病床に対する精神保健福祉法に類する法律によって一般病床の身体拘束を制御する必要性は少ないと考えられてきた。

　しかし，近年の医療の質の向上を指向する流れの中で，日本医療機能評価機構の認定を受けることが一般的になっており，そのために日本医療機能評価機構から提示されている必要条件が1つの有力な基準と考えられる。具体的には自己評価調査票に，

　「1. 安全確保のための身体抑制の適用基準が明確である
　　①安全確保のための身体抑制に関する病院としての方針・適用基準があり，明文化されている

②身体抑制を行う場合には早期に制限を解除する
　　　努力を払うことなどが明記されている
　2. 身体抑制を実施する際の手順が明確である
　　①身体抑制に関する手順が明文化されている
　　②医師の指示に基づいて実施している
　3. 身体抑制を実施する際は，十分な説明がなされ，
　　同意が得られている
　　①患者・家族に身体抑制の必要性を含む具体的な
　　　計画が説明され，同意を得ている
　　②説明された内容が記録されている
　4. 身体抑制を行っている際に，患者の状態・反応を
　　観察している
　　①身体抑制を継続する場合，医師が毎日診察して
　　　患者の状態・反応を観察し，その必要性を検討
　　　している
　　②評価が記録されている」

といった項目が挙げられている。

2. 一般病床における身体拘束の指針

　身体拘束をしないと机上論を述べることは容易であるが，現場で仕事をすればするほどものを言えなくなる。高齢人口がますます増加する中，一般病床への入院者の高齢者割合も増え，その分，術後せん妄や種々の身体疾患に基づくせん妄の頻度が増すと推測される

からである。

　もう一点，認知症あるいはその前段階である軽度認知機能障害を背景にした筋力低下の目立つ高齢者の転倒防止の問題がある。特に夜間に中途覚醒して便所に行く際の危険性は低くない。近時記憶障害のためにナースコールで知らせるといった約束事は無効なことが少なくない。このため，離床センサーの警告音で駆けつけても，時すでに遅くといったこともある。そのような中でさまざまな身体疾患のための呼吸・循環の管理，術後管理といったことがらを同時並行しているため，限られた人員で医療安全に最大の力点をおくなら，時間限定であっても身体拘束を用いざるを得ない状況がある。

　したがって，身体拘束は最小限にすべきではあるが，廃絶よりも一定の基準を作成して遵守するほうが医療安全に寄与する。このような現場の立場から，前項の日本医療機能評価機構の基準を満たす一般病床における身体拘束の指針を示す。

1）安全確保のための身体拘束の適用基準

a. 実務的視点からの適用基準

　身体拘束は，実施しないと次のような事態が予測される場合に適応となる。

① 　他害・暴力
② 　自殺・自傷

③ 手術創を保護できない場合や点滴ライン等を抜去するなど治療への深刻な非協力
④ 他の患者への著しい迷惑行為
⑤ 転倒・転落事故

b. 医学的視点からの適応
i せん妄など種々の意識障害の状態にある患者の危険な行動の防止

せん妄などの意識障害の状態では，行動の予測が困難であり，点滴を抜去したり他者に暴力を振うなどの危険な行動が突発的に発生する。意識が曇っている分，手加減がないため危険性が高い。これを防止するために身体拘束を必要とする。ただし症状は浮動するため，意識清明な状態の持続がある程度見込める際には，身体拘束の緩和や中断といった配慮をする必要がある。

ii 精神症状に基づくと推定される自傷的あるいは他害的行動の防止

身体疾患由来あるいは薬剤の副作用惹起の精神症状の突発は少なくない。放置すれば生命の安全に係るような身体治療への非協力・拒絶も自傷的行動と解釈できる。なお，故意の暴力は犯罪であるため，司法に委ねる必要がある。

iii 近時記憶障害のため離床時に看護師に知らせる手順を学習できない患者の転倒骨折事故の防止

iv 突発した興奮や暴力的な行動が脳器質性疾患に起因している可能性を否定できず鑑別の過程にある場合

　脳出血・脳腫瘍などの頭蓋内占拠性病変，脳炎などの中枢神経炎症性疾患，代謝性脳症，あるいはその他の脳器質性疾患が潜在する場合には，薬物が予測できないほどの過剰な鎮静を招いて，吐物による窒息や嚥下性肺炎を惹起することがある。また，薬物が意識水準を低下させたり，器質性疾患による脳波の徐波化を薬物惹起性と誤認させたりするなど，臨床像を混乱させる可能性がある。したがってこのような場合，薬物による鎮静のみを行うことは，十分な身体管理が不可能であるため身体拘束より危険である。

v 身体疾患への安全性を考慮して選択された薬物の種類あるいは量が鎮静に不十分な場合

　呼吸器や循環器に重篤な疾患がある場合，鎮静のための薬物の大量投与は呼吸抑制，QT延長や重篤な不整脈などを惹起して致死的になることがある。また，肝機能や腎機能に重篤な障害がある場合，代謝や排泄の障害によって薬物は容易に中毒量に至る。このような場合，身体疾患への安全性が優先されるため，鎮静には不十分な量の薬物しか投与できないことがある。鎮静できないまま持続点滴や尿道カテーテル留置などの身体治療や身体管理を併行する際，患者自身によって点滴ルートや留置カテーテルが抜去されることは少な

くない。これは大量の出血や尿道裂傷など深刻な事故に直結するため極めて危険である。

ただし，身体拘束自体が興奮を促すこともあるため，身体拘束によって回避できる危険性と不利な点とをはかにかける必要はある。また，「4　身体拘束・隔離の最小化」に示した代替手段（p.51）を考慮すべきことはいうまでもない。

2）身体拘束を実施する際の手順

a. 用　　具

可能な限りマグネット式の身体拘束専用用具を用いる。阻血の防止や着脱の容易さなどの大きな利点がある。

b. 実施の判断

身体拘束の実施にあたっては，代替方法がないこと，および必要最小限であることが基本原則である。医師の判断・指示に基づいて実施する。様式5-1（p.88）に，身体拘束を開始する際の指示と診療録を兼ねた記載例を示した。

c. 実　　施

患者が身体的攻撃性を向けてくる可能性がある場合は，安全に徒手拘束をするに足る人手を集める。集めるべき人数は相手の体格や攻撃性にもよるが，四肢の1肢ずつを確保するための4名に加えて，頭部の保護およ

び司令塔の役割を担う1名，必要に応じて注射などの処置を実施する1名の計6名以上が好ましい。頭部の保護とは，四肢を確保する4名に対する患者の咬みつきを防ぐ作業も含まれる。

　また，圧倒的多数で対応することは相手の戦意を喪失させることにつながるため，格闘になる状況を未然に防ぐ効果がある。逆に少人数で対応するほど格闘になる可能性が高くなる。病院の警備担当者の応援を得られる態勢にしておくことも重要である。

　実施にあたって，ネクタイは絞首される危険を伴うため避けるほうが好ましく，状況によっては眼鏡もはずして対応する。また，はさみや点滴台など凶器となりうるものを手の届く範囲に置かないよう注意する。

3) 身体拘束を実施する際の説明と同意

　身体拘束を実施する際，患者に対して身体拘束を行う理由を知らせる。また，家族に対しても身体拘束を行う理由を説明し，その内容を診療録に記載する。

　通常，同意を得られる患者を身体拘束する必要性は発生しにくい。すなわち，説明に対する同意が得られない状態にある患者を身体拘束することが大半であるため，同意は家族から得ることになる。

　家族からも同意を得られないが患者および他者の安全を確保するために身体拘束が不可避な場合，その手続きは当該医療機関の医療安全等の委員会により別途定めておく必要がある。

4) 身体拘束実施中の観察・評価・記録

a. 観察と評価

身体拘束を継続する場合，医師が毎日診察して患者の状態・反応を観察し，その必要性を看護スタッフとともに検討する。可能な限り早期に解除するための努力を払う。

身体拘束のうち体幹のみでなく四肢を加えて体位交換を患者自身で行えない状態にした場合，医療安全の視点からは窒息の防止や肺塞栓監視などの目的で，テレメトリーによる心肺モニターの装着により常時の臨床的観察を実現する必要がある。必要に応じて画像・音声モニターを併用する。

b. 記　録

診療録には，身体拘束を必要とした理由が明瞭となるように症状，状態像，逸脱行動の内容，あるいは身体拘束をしない場合に予測される問題などを明示する（p.88，様式5-1）。

看護記録には，身体拘束の内容，すなわち体幹・四肢のいずれの部位を拘束したのか明示する。四肢のうち一部のみの拘束を行う場合などにもその部位を明示する。また，身体拘束を開始した年月日および時刻ならびに解除した年月日および時刻を読み取れるようにする。

観察結果は主に看護記録に記載されるが，経時的要素のない看護記録法を採用している医療機関では注意

が必要である。事故が発生して訴訟になった場合，記録のない時間は観察を怠っていたなどという理不尽な解釈の余地を残すからである。したがって，救命救急センターのチェックリスト式の記録を併用するなりの工夫が必要である（p.74，様式1-3）。

5) 解除と中断の違い

　洗面，入浴，寝具交換などのために暫時身体拘束を中断することは，身体拘束中の患者および部屋の衛生に対する配慮であるため，身体拘束の解除とはみなさない。食事，排泄，面会などのための暫時の身体拘束の中断も，身体拘束を少しでも快適にするための患者への配慮であり，身体拘束の解除とはみなさない。検査のための暫時の身体拘束の中断も身体拘束の解除とはみなさない。したがって，このような身体拘束の一時的な中断のあとの再拘束にあたっては，あらためて医師の指示を要するものではないし，診療録への逐一の記載も要しない。

6) 実施上の注意点

　身体拘束を実施する際，次の点に留意する（p.21，表1-3[9]）。

a．阻血の防止

　まず，阻血の防止のために，必ずマグネット式の専用製品（p.2，写真1）を使用する。マグネット式の用具

は，着脱が容易であるため身体拘束の中断による観察という医療行為を促す。したがって，身体拘束の解除までの時間の短縮にも役立つ。

b. 誤嚥の防止

次に，誤嚥の防止である。両側の上肢を拘束するなど体位変換が不可能な状態で摂食させることは，誤嚥・窒息の危険性を上げる。食事中は拘束を中断しても，食後に両側上肢を拘束すれば同じ危険を伴う。しかし，現場ではこのような拘束と摂食とを並行せざるを得ないことはある。したがって，摂食させるなら食後2時間程度は上体を起こす体位になるようベッドのヘッドアップをする。さらに，誤嚥による窒息が発生しても即応できるように，テレメトリーによる心肺モニター（p.16～17，写真2，3）を装着する。

c. 深部静脈血栓・肺塞栓の防止

3点目は，深部静脈血栓・肺塞栓の防止である。まず，下肢拘束する場合は弾性ストッキング（p.22，写真4）を着用させる。さらに，間歇的空気圧迫法（p.23，写真5）のための器械を装着する。4点順次加圧型が薦められる。ただし，すでに下肢に血栓形成が疑われる場合は，圧迫によって血栓を飛ばしてしまう危険性が生じるため避け，専門医に相談する。詳細は『日本総合病院精神医学会治療指針2の静脈血栓・塞栓症予防指針』[18]を参照のこと。

d. 点滴ルートや尿道カテーテルの抜去の防止

4点目は，点滴ルートや尿道カテーテルの抜去の防止である。これには，両手にミトン（p.23, 写真6）を装着させることが有効である。また，点滴ルートに両手や口が届かないように，あるいは尿道カテーテルに両手や足が届かないように，その走行を工夫する。体幹拘束がゆるすぎると，腰を移動させることで拘束されている上肢に尿道カテーテルが届くようになる。尿道カテーテルを強引に抜去した場合，男性では尿道裂傷による排尿障害のため緊急に膀胱瘻の造設が必要になることもある。

なお，身体拘束中の尿道カテーテル抜去に伴う尿道損傷の予防策として，バルーンに注入する水を必要最低限にする方法がある。東京都立豊島病院神経科では3mlにした結果，それまで自己抜去の際に必ず尿道を損傷していたのが，変更後は尿道損傷を伴わなくなったという。ただし，自然に抜ける例も発生するという。

e. ストレス潰瘍の防止

5点目は，ストレス潰瘍の防止である。身体拘束，特に四肢拘束のような寝返りをうてない状態では，ストレス潰瘍の危険性が高まる。ストレス潰瘍から大量の吐血に至る場合もあるため，あらかじめ抗潰瘍薬を静脈内投与あるいは内服させて防止する必要がある。

7）緊急事態発生時の対応

 突発的な自傷他害行為が発生した際に，医師が他の緊急を要する患者に対応中などの理由で現場に急行できない状況にあるときは，やむを得ず看護師によって暫定的な身体拘束がなされる。わが国の法律において，緊急避難行為は違法とはされない。ただし緊急避難行為であっても，その開始後，可及的速やかに医師に連絡して指示を受ける必要がある。また，暫定的な身体拘束が真に緊急避難行為に該当したか，のちに検討する必要があるため，その状況についての記録を残しておかなければならない。

 欧米においてもこのような緊急事態では，倫理的および法的に柔軟な対応が許されている。むしろ他の患者の安全に対する倫理的責任をも負っているという考え方に基づいて，法的義務が認められることもある。緊急事態における身体拘束の開始について医療者の間に意見が大きく異なることは臨床上ないが，その正当性に関する事後評価が重要なことであると考えられている[21]。

■参考文献

1) Allen, M. H. & Currier, G. W.: Use of restraints and pharmacotherapy in academic psychiatric emergency services. Gen. Hosp. Psychiatry, 26; 42-49, 2004.

2) Allen, M. H., Currier, G. W., Carpenter, D. et al.: Treatment of behavioral emergencies 2005. J. Psychiatric Practice, 11(suppl 1); 31-32, 2005.

3) Boe, R. B.: Economical procedures for the reduction of aggression in a residential setting. Ment. Retardation, 15; 25-28, 1977.

4) Dietz, P. E. & Rada, R. T.: Battery incidents and batterers in a maximum security hospital. Arch. Gen. Psychiatry, 39; 31-34, 1982.

5) D'Orio, B. M., Purselle, D., Stevens, D. et al.: Reduction of episodes of seclusion and restraint in a psychiatric emergency service. Psychiat. Serv., 55; 581-583, 2004.

6) Fisher, W. A.: Elements of successful restraint and seclusion reduction programs and their application in a large, urban, state psychiatric hospital. J. Psychiatric Practice, 9; 7-15, 2003.

7) Foa, E. B., Keane, T. M. & Friedman, M. J. (eds.): Effective Treatments for PTSD Practice Guidelines from the International Society for Traumatic Stress Studies. Guilford Press, 2000. (飛鳥井望, 西園文, 石井朝子訳：

PTSD治療ガイドライン-エビデンスに基づいた治療戦略. 金剛出版, 東京, 2005.)

8) Gutheil, T. G.: Observations on the theoretical basis for seclusion of the psychiatric inpatient. Am. J. Psychiatry, 135; 325-328, 1978.

9) 八田耕太郎：救急精神医学-急患対応の手引き-. 中外医学社, 東京, 2005.

10) 八田耕太郎, 野木渡, 五十嵐良雄ほか：精神科医療における隔離・身体拘束に関する研究. 精神経誌, 105; 252-273, 2003.

11) Joint Commission on Accreditation of Healthcare Organization: The Physician's Promise: Protecting Patients from Harm. Joint Commission Resources, Illinois, 2003. (相馬孝博監訳：患者安全のシステムを創る-米国JCAHO推奨のノウハウ. 医学書院, 東京, 2006.)

12) Jonikas, J. A., Cook, J. A., Rosen, C. et al.: A program to reduce use of physical restraint in psychiatric inpatient facilities. Psychiat. Serv., 55; 818-820, 2004.

13) Khadivi, A., Patel, R. C., Atkinson, A. R. et al.: Association between seclusion and restraint and patient-related violence. Psychiat. Serv., 55; 1311-1312, 2004.

14) 木ノ元直樹：身体拘束について. 日精協誌, 18; 728-731, 1999.

15) Liberman, R. P.: Elimination of seclusion and restraint: a

reasonable goal? Psychiat. Serv., 57; 576-578, 2006.

16) 日本精神病院協会：精神保健福祉法実務マニュアル．日本精神病院協会, 東京, 2000.

17) 日本精神科救急学会：精神科救急医療ガイドライン．日本精神科救急学会, 千葉, 2003.

18) 日本総合病院精神医学会 教育・研究委員会（主担当中村満）：静脈血栓塞栓予防指針, 日本総合病院精神医学会治療指針 2. 星和書店, 東京, 2006.

19) Rago, W. V., Parker, R. M., Cleland, C. C. et al.: Effect of increased space on the social behavior of institutionalized profoundly retarded male adults. Am. J. Ment. Deficiency, 82; 554-558, 1978.

20) Rogers, R., Ciula, B., Cavanaugh, J. L. Jr. et al.: Aggressive and socially disruptive behavior among maximum security psychiatric patients. Psychol. Reports, 46; 291-294, 1980.

21) Roth, L. H.: Clinical Treatment of the Violent Person. Guilford Press, 1987.

22) Schwab, P. J. & Lahmeyer, C. B.: The uses of seclusion on a general hospital psychiatric unit. J. Clin. Psychiatry, 40; 228-231, 1979.

23) 精神保健福祉研究会：精神保健福祉法詳解 改訂第2版. 中央法規出版, 東京, 2002.

24) Smith, G. M., Davis, R. H., Bixler, E. O. et al.:

Pennsylvania state hospital system's seclusion and restraint reduction program. Psychiat. Serv., 56; 1115-1122, 2005.

25) Soloff, P. H. & Turner, S. M.: Patterns of seclusion: A prospective study. J. Nerv. Ment. Dis., 169; 37-44, 1981.

26) Tardiff, K.: The current state of psychiatry in the treatment of violent patients. Arch. Gen. Psychiatry, 49; 493-499, 1992.

27) Tardiff, K.: Acute management of violent patients. In: (ed.), Tardiff, K. Medical Management of the Violent Patient. Marcel Dekker, New York, p.237-254, 1999.

28) Testad, I., Aasland, A. M. & Aarsland, D.: The effect of staff training on the use of restraint in dementia: a single-blind randomised controlled trial. Int. J. Geriat. Psychiat., 20; 587-590, 2005.

29) World Health Organization: Mental Health Care Law: Ten Basic Principles. WHO, Geneva, 1996.

様式1-1(縦版) 身体拘束の指示と記録（本様式は診療録の一部である）

開始日時　　　　　　年　　月　　日　　時　　分
時間限定性　無・有：　　時　　分～　　時　　分
部位　体幹（胴拘束・胸腹部ジャケット），上肢（右・左），下肢（右・左），
　　　その他（　　　　　）

身体拘束を実施しない場合に予測される問題（身体拘束をする理由）
- [ ] 他害・暴力
- [ ] 自殺・自傷
- [ ] 治療への深刻な非協力（手術創を保護できない，点滴ライン等を抜去するなど）
- [ ] 迷惑行為（詳細：　　　　　　　　　　　　　　　　　　　　　　）
- [ ] 転倒・転落事故（放置すれば頭部外傷等生命の危険におよぶおそれがある）

- [ ] **代替手段の検討**（離床センサー，畳，点滴ライン等の走行の工夫，ミトン）
- [ ] **患者への告知・家族への説明と同意**

安全対策
- [ ] 阻血の防止（マグネット式の専用製品の使用）
- [ ] 誤嚥の防止
  - [ ] 両側上肢拘束と摂食とを並行する際はベッドのヘッドアップ
  - [ ] テレメトリーによる心肺モニター
- [ ] 深部静脈血栓・肺塞栓の防止
  - [ ] 下肢に静脈血栓がないことの確認
  - [ ] 下肢拘束の場合は間歇的空気圧迫法の器械装着または弾性ストッキングを着用
- [ ] 点滴ラインや尿道カテーテルの抜去の防止
  （点滴ライン類に両手・口・足が届かないように走行を工夫）
- [ ] ストレス潰瘍の防止（予め抗潰瘍薬を静脈内投与あるいは内服）

指定医署名　　　　　　　　　　　　　　　　　　　　

初日-2　改善有・無；継続・解除：　　年　　月　　日　　時　　分,署名
第2日-1　改善有・無；継続・解除：　　年　　月　　日　　時　　分,署名
第2日-2　改善有・無；継続・解除：　　年　　月　　日　　時　　分,署名
第3日-1　改善有・無；継続・解除：　　年　　月　　日　　時　　分,署名
第3日-2　改善有・無；継続・解除：　　年　　月　　日　　時　　分,署名
第4日-1　改善有・無；継続・解除：　　年　　月　　日　　時　　分,署名
第4日-2　改善有・無；継続・解除：　　年　　月　　日　　時　　分,署名
第5日-1　改善有・無；継続・解除：　　年　　月　　日　　時　　分,署名
第5日-2　改善有・無；継続・解除：　　年　　月　　日　　時　　分,署名
（注：観察等のための拘束の中断は解除とは扱わない）

様式1-1（横版）身体拘束の指示と記録（本様式は診療録の一部である）

開始日時　　　　　年　月　日　時　分
時間限定性　無・有：　　時　分〜　時　分
部位　体幹（胴拘束・胸腹部ジャケット），上肢（右・左），下肢（右・左），その他（　　　）

身体拘束を実施しない場合に予測される問題（身体拘束をする理由）
☐　他害・暴力
☐　自殺・自傷
☐　治療への深刻な非協力
　　（手術創を保護できない，点滴ライン等を抜去するなど）
☐　迷惑行為（詳細：　　　　　　　　　　　　　　　　　　　　）
☐　転倒・転落事故（放置すれば頭部外傷等生命の危険におよぶおそれがある）

☐　**代替手段の検討**（離床センサー，畳，点滴ライン等の走行工夫，ミトン）
☐　**患者への告知・家族への説明と同意**

安全対策
☐　阻血の防止（マグネット式の専用製品の使用）
☐　誤嚥の防止
　☐　両側上肢拘束と摂食とを並行する際はベッドのヘッドアップ
　☐　テレメトリーによる心肺モニター
☐　深部静脈血栓・肺塞栓の防止
　☐　下肢に静脈血栓がないことの確認（視診・触診）
　☐　下肢拘束の場合は間歇的空気圧迫法の器械装着または弾性ストッキングを着用
☐　点滴ラインや尿道カテーテルの抜去の防止
　　（点滴ライン類に両手・口・足が届かないように走行を工夫）
☐　ストレス潰瘍の防止（予め抗潰瘍薬を静脈内投与あるいは内服）

指定医署名

・・・・・・・・・・・・・・・・・・・・・・・・・・・・・・・・

初日-2 改善有・無；継続・解除：　　年　　月　　日　　時　　分
　　　　署名
第2日-1 改善有・無；継続・解除：　　年　　月　　日　　時　　分
　　　　署名
第2日-2 改善有・無；継続・解除：　　年　　月　　日　　時　　分
　　　　署名
第3日-1 改善有・無；継続・解除：　　年　　月　　日　　時　　分
　　　　署名
第3日-2 改善有・無；継続・解除：　　年　　月　　日　　時　　分
　　　　署名
第4日-1 改善有・無；継続・解除：　　年　　月　　日　　時　　分
　　　　署名
第4日-2 改善有・無；継続・解除：　　年　　月　　日　　時　　分
　　　　署名
第5日-1 改善有・無；継続・解除：　　年　　月　　日　　時　　分
　　　　署名
第5日-2 改善有・無；継続・解除：　　年　　月　　日　　時　　分
　　　　署名

(注：観察・検査・清掃・洗面・入浴等のための拘束の中断は解除とは扱わない)

様式1-2 **身体的拘束を行うに当たってのお知らせ**

　　　　　　　　　　　　殿

　　　　　　　　　　　　　　　　　　　平成　　年　　月　　日

1　あなたの状態が，下記に該当するため，これから（午前・午後
　　　時　　分）身体的拘束をします。

2　下記の状態がなくなれば，身体的拘束を解除します。

　　　　　　　　　　　　　記

ア　自殺企図又は自傷行為が著しく切迫している状態
イ　多動又は不穏が顕著である状態
ウ　ア又はイのほか精神障害のために，そのまま放置すれば患者の生
　　命にまで危険が及ぶおそれがある状態
エ　その他（　　　　　　　　　　　　　　　　　　　　　　　　）

　　　　　　　　　　　精神保健指定医の氏名

様式1-3 **経時的要素を組み入れた看護記録例**

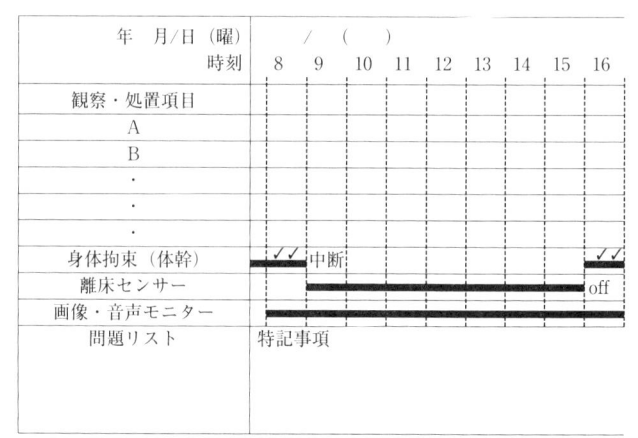

年　月/日（曜） 時刻	/ （ ） 8　9　10　11　12　13　14　15　16
観察・処置項目	
A	
B	
・	
・	
・	
身体拘束（体幹）	✓✓中断　　　　　　　　　　　　　　✓✓
離床センサー	────────────────off
画像・音声モニター	────────────────────
問題リスト	特記事項

✓は巡回などで直接拘束部位を確認した時間を示す。

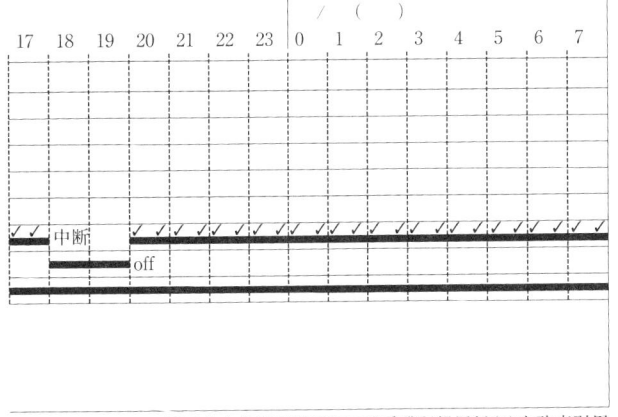

	17	18	19	20	21	22	23	/ ( ) 0	1	2	3	4	5	6	7
	✓ 中断			✓	✓	✓	✓	✓	✓	✓	✓	✓	✓	✓	✓
				off											

順天堂大学附属順天堂医院看護記録用紙(2)を改変引用

様式2-1（縦版）隔離の指示と記録（本様式は診療録の一部である）

開始日時 _____ 年 __ 月 __ 日 __ 時 __ 分
時間限定性 <u>無</u>・有： __ 時 __ 分〜 __ 時 __ 分

隔離を実施しない場合に予測される問題（隔離をする理由）
- ☐ 他害・暴力
- ☐ 自殺・自傷
- ☐ 治療への深刻な非協力（糖尿病の食餌制限，水中毒の飲水制限に対して等）
- ☐ 迷惑行為（詳細： _____ ）

- ☐ **代替手段の検討**（アメニティの良い個室）
- ☐ **患者への告知・家族への説明と同意**

安全対策
- ☐ 希死念慮が強い場合は観察モニターカメラがない保護室あるいは個室に隔離しない
- ☐ 鎮静のため眠らせたのであれば身体拘束を適用して心肺モニターする
- ☐ 危険物を持ち込まれないよう所持品の確認
- ☐ 便器の破損や縊首を可能にする場所はないかといった構造上の確認

署名 _____ 指定医・医師

・・・・・・・・・・・・・・・・・・・・・・・・・・・・・・・・

当日中の解除： __ 時 __ 分，署名
第2日 改善有・<u>無</u>；継続・解除： __ 年 __ 月 __ 日 __ 時 __ 分，署名
第3日 改善有・<u>無</u>；継続・解除： __ 年 __ 月 __ 日 __ 時 __ 分，署名
第4日 改善有・<u>無</u>；継続・解除： __ 年 __ 月 __ 日 __ 時 __ 分，署名
第5日 改善有・<u>無</u>；継続・解除： __ 年 __ 月 __ 日 __ 時 __ 分，署名
第6日 改善有・<u>無</u>；継続・解除： __ 年 __ 月 __ 日 __ 時 __ 分，署名
第7日 改善有・<u>無</u>；継続・解除： __ 年 __ 月 __ 日 __ 時 __ 分，署名
第8日 改善有・<u>無</u>；継続・解除： __ 年 __ 月 __ 日 __ 時 __ 分，署名
（注：観察等のための隔離の中断は解除とは扱わない）

様式2-2　**隔離を行うに当たってのお知らせ**

_____ 殿

　　　　　　　　　　　　　　　　　　平成　　年　　月　　日

1　あなたの状態が，下記に該当するため，これから（午前・午後
　　　時　　分）隔離をします。

2　下記の状態がなくなれば，隔離を解除します。

　　　　　　　　　　　　　　記

ア　他の患者との人間関係を著しく損なうおそれがある等，その言動が
　　患者の病状の経過や予後に著しく悪く影響する状態
イ　自殺企図又は自傷行為が切迫している状態
ウ　他の患者に対する暴力行為や著しい迷惑行為，器物破損行為が認め
　　られ，他の方法ではこれを防ぎきれない状態
エ　急性精神運動興奮等のため，不穏，多動，爆発性などが目立ち，一
　　般の精神病室では医療又は保護を図ることが著しく困難な状態
オ　身体的合併症を有する患者について，検査及び処置等のため，隔離
　　が必要な場合
カ　その他（　　　　　　　　　　　　　　　　　　　　　　　　）

　　　　　　　　　　　　　　　　　医師の氏名_____

様式2-1(横版) 隔離の指示と記録（本様式は診療録の一部である）

開始日時　　　　　年　　月　　日　　時　　分
時間限定性　無・有：　　時　　分～　　時　　分

隔離を実施しない場合に予測される問題（隔離をする理由）
☐ 他害・暴力
☐ 自殺・自傷
☐ 治療への深刻な非協力
　（糖尿病の食餌制限，水中毒の飲水制限に対して等）
☐ 迷惑行為（詳細：　　　　　　　　　　　　　　　　　　）

☐ **代替手段の検討**（アメニティの良い個室）
☐ **患者への告知・家族への説明と同意**

安全対策
☐ 希死念慮が強い場合は観察モニターカメラがない保護室あるいは個室に隔離しない
☐ 鎮静のため眠らせたのであれば身体拘束を適用して心肺モニターする
☐ 危険物を持ち込まれないよう所持品の確認
☐ 便器の破損や縊首を可能にする場所はないかといった構造上の確認

署名　　　　　　　　　　　　　　　　　　　**指定医・医師**
・・・・・・・・・・・・・・・・・・・・・・・・・・・・・・・

当日中の解除：　　時　　分，署名
第2日　改善有・無；継続・解除：　　年　　月　　日　　時　　分
　　　　署名
第3日　改善有・無；継続・解除：　　年　　月　　日　　時　　分
　　　　署名
第4日　改善有・無；継続・解除：　　年　　月　　日　　時　　分
　　　　署名
第5日　改善有・無；継続・解除：　　年　　月　　日　　時　　分
　　　　署名
第6日　改善有・無；継続・解除：　　年　　月　　日　　時　　分
　　　　署名
第7日　改善有・無；継続・解除：　　年　　月　　日　　時　　分
　　　　署名
第8日　改善有・無；継続・解除：　　年　　月　　日　　時　　分
　　　　署名
（注：観察・検査・清掃・洗面・入浴等のための隔離の中断は解除とは扱わない）

様式3-1　身体拘束・隔離チェックシート

患者氏名

生年月日

【記載日】

【分類】1. 隔離
　　　　2. 身体拘束
　（部位）1.胴　2.上肢
　　　　　3.下肢　4.肩
【開始日】平成　年　月　日
【担当医】
【診断名】

1. 該当する状態像に○印をつけてください。
   1. 抑うつ状態　2. 躁状態　3. 幻覚妄想状態
   4. 精神運動興奮状態　5. 昏迷状態　6. 意識障害
   7. 知能障害（A精神遅滞　B認知症）
   8. 人格の病的状態（A人格障害　B残遺性人格変化）
   9. その他（A性心理的障害　B薬物依存　Cアルコール症　Dその他）

2. 該当する病状に○印をつけてください。
   1. 急性期　2. 慢性期の急性増悪　3. 状況因による一時的な反応
   4. 身体合併症に伴う悪化　5. 慢性の問題行動（　　　　　　　）

3. 身体合併症の有無と種類に○印をつけてください。
   0. なし　1. 肺炎　2. イレウス　3. 脱水　4. 高CPK血症
   5. 骨折・刺創等の外傷　6. 水中毒　7. 糖尿病
   8. その他（　　　　　　　　　　　　　　　）

4. 身体拘束・隔離の目的，長期化した理由に○印をつけてください。
   ● 身体拘束の目的
   1. 自殺・自傷の危険性の回避　2. 他害・器物損壊の回避
   3. 身体的問題の管理
   4. 突発した興奮や暴力的な行動が脳器質性疾患に起因している可能性が否定できない
   5. 身体合併症への安全性を考慮して選択された薬物の種類あるいは量が鎮静に不十分
   6. せん妄など種々の意識障害の状態にある患者の危険な行動の防止
   99. その他（　　　　　　　　　　　　　　　　　　）
   ● 隔離の目的
   1. 刺激を遮断して静穏で保護的な環境を提供することによる症状の緩和
   2. 他害の危険の回避　3. 自殺・自傷の危険の回避
   4. 他の患者との人間関係が著しく損なわれないように保護すること

5．身体合併症を有する患者の検査および治療
　99．その他（　　　　　　　　　　　　　　　　　　　）
5．開放観察・身体拘束の中断の頻度・時間帯の該当するものに○印をつけてください。
　a．毎日　b．週4～6日　c．週3日以下　d．なし
　時間帯　a．日勤帯午前（　：　～　：　）
　　　　　b．日勤帯午後（　：　～　：　）　c．随時
　　　　　d．その他（　　　　）

6．身体拘束・隔離の解除の見通しについて，該当する期間に○印をつけてください。
　A．1週間以内　B．2週間以内　C．1ヶ月以内
　D．1ヶ月以上を要するが見通しはある
　E．見通しがたたない【理由　　　　　　　　　　　　　　　　　】

7．身体拘束・隔離の解除にむけて現在なされていることや今後予定されていることを次の中から選び，○印をつけてください。
　1．薬物療法の調整　2．ECT　3．身体合併症の治療
　4．行動療法等　5．その他（　　　　　　　）

記入者：担当医
記入日：1．身体拘束・隔離開始日　2．開始日以降1ヶ月毎
提出先：原本はカルテ，複写は行動制限最小化委員会

様式3-2　緊急避難としての身体拘束・隔離が実施された場合の報告書

患者氏名 生年月日 【記載日】	【分類】1. 隔離 　　　　2. 身体拘束 （部位）1. 胴　2. 上肢 　　　　3. 下肢　4. 肩 【開始日】平成　年　月　日 【時刻】　　時　　分 【主治医】_____ 【診断名】_____

該当する項目に○印をつけてください。

1. 緊急避難としての身体拘束・隔離を実施した最上席の職員氏名と職種
   【医療者名】_____
   【職種】1. 医師　2. 看護師　3. その他（　　　　）

2. 身体拘束・隔離の理由を次の中から選び，○印をつけてください。
   ●身体拘束の目的
   1. 自殺・自傷の危険性の回避　2. 他害・器物損壊の回避
   3. 身体的問題の管理
   4. 突発した興奮や暴力的な行動が脳器質性疾患に起因している可能性が否定できない
   5. 身体合併症への安全性を考慮して選択された薬物の種類あるいは量が鎮静に不十分
   6. せん妄など種々の意識障害の状態にある患者の危険な行動の防止
   99. その他（　　　　　　　　　　　　　　　　　　　　　　）
   ●隔離の目的
   1. 刺激を遮断して静穏で保護的な環境を提供することによる症状の緩和
   2. 他害の危険の回避　3. 自殺・自傷の危険の回避
   4. 他の患者との人間関係が著しく損なわれないように保護すること
   5. 身体合併症を有する患者の検査および治療
   99. その他（　　　　　　　　　　　　　　　　　　　　　　）

3. 自傷他害行為がありましたか（複数回答可）。
   【1】他の患者に対する暴力　【2】職員に対する暴力
   【3】器物損壊　【4】言語的暴力　【5】自殺企図・自傷
   　　内容を詳述（　　　　　　　　　　　　　　　　　　）

4. 指定医（隔離の場合医師）の診察による正式な指示が得られた時刻。
   【日時】　　年　　月　　日　：
   【医師または指定医名】_____

記入者：緊急避難としての身体拘束・隔離を実施した最上席の職員
記入日：緊急避難実施後可及的速やかに
提出先：原本はカルテ，複写は行動制限最小化委員会

様式3-3　身体拘束・隔離チェックシートに対する回答書

担当医	
	様
回答日　平成　　年　　月　　日	行動制限最小化委員会
患者名　　　　　　氏	

1. 承認

2. 助言付き承認
   1. 身体拘束の中断の頻度・時間の増加に努めてください。
   2. 隔離中の開放観察の頻度・時間の増加に努めてください。
   3. 身体拘束・隔離の解除へ向けて努力してください。
   4. 状態像について再度確認してください。
   5. 身体拘束・隔離の目的，長期化した理由を再度確認して下さい。
   6. その他（　　　　　　　　　　　　　　　　　　　　　　）

3. 指導
   1. 開放観察・身体拘束の中断ができなかった理由に疑問があります。
      再度検討してください。
   2. 身体拘束・隔離の解除見通しの期間に疑問があります。
      再度検討してください。
   3. 現在また今後予定されている治療法に疑問があります。
      再度検討してください。
   4. 担当医・看護師・リハビリ関係者等による総合的な検討の必要性があると判断いたしましたので，速やかにカンファレンスを行い，現在の病状および今後の治療法について再度検討してください。
   5. 下記の理由により，今回の身体拘束・隔離は非妥当と判断いたしましたので，直ちに解除してください。
      　理由（　　　　　　　　　　　　　　　　　　　　　　）

   6. その他（　　　　　　　　　　　　　　　　　　　　　　）

記入者：行動制限最小化委員会
記入日：委員会開催日
提出先：原本は委員会保存，複写はカルテ

様式3-4　身体拘束・隔離チェックシート回答書の『3. 指導』に対する意見書

```
行動制限最小化委員会　宛

                    ┌─────────────────────────────┐
                    │ 患者名                    氏 │
                    ├─────────────────────────────┤
                    │ 担当医                      │
                    ├─────────────────────────────┤
                    │ 回答日　平成　　年　　月　　日 │
                    └─────────────────────────────┘

┌─担当医の意見書──────────────────────────┐
│                                            │
│                                            │
│                                            │
│                                            │
│                                            │
│                                            │
│                                            │
└────────────────────────────────────────────┘

記入者：担当医
記入日：身体拘束・隔離チェックシート回答書の着後速やかに
提出先：原本はカルテ，複写は行動制限最小化委員会
```

様式3-5　行動制限最小化委員会の議事録

日時：平成　年　月　日　　：　～　：
場所：

委員会の種別
　　A．1ヶ月ごとの定例　B．緊急避難の審査のための臨時
　　C．その他

定例の委員会の場合
　1．前回の委員会開催以降に身体拘束・隔離が実施された患者数
　　　　　　　　　　　　　　　　　　　　　　　　　　　　名
　2．身体拘束・隔離が1ヶ月以上続いている患者数　　　　名

特記事項

_____
_____
_____
_____
_____

記入者：行動制限最小化委員会
記入日：委員会開催日
提出先：委員会保存

様式5-1（横版）身体拘束の指示と記録

開始日時　　　　　年　　月　　日　　時　　分
時間限定性　無・有：　　時　　分〜　　時　　分
部位　体幹（胴拘束・胸腹部ジャケット），上肢（右・左），
　　　下肢（右・左），その他（　　　　　）

身体拘束を実施しない場合に予測される問題（身体拘束をする理由）
☐　他害・暴力
☐　自殺・自傷
☐　治療への深刻な非協力
　　（手術創を保護できない，点滴ライン等を抜去するなど）
☐　迷惑行為（詳細：　　　　　　　　　　　　　　　　　　）
☐　転倒・転落事故（放置すれば頭部外傷等生命の危険におよぶおそれがある）

☐　**代替手段の検討**（離床センサー，畳，点滴ライン等の走行の工夫，ミトン，家族の付き添い，処方内容の検討）
☐　**患者・家族への説明と家族からの同意**

安全対策
☐　阻血の防止（マグネット式の専用製品の使用）
☐　誤嚥の防止
　　☐　両側上肢拘束と摂食とを並行する際はベッドのヘッドアップ
　　☐　テレメトリーによる心肺モニター
☐　深部静脈血栓・肺塞栓の防止
　　☐　下肢に静脈血栓がないことの確認（視診・触診）
　　☐　下肢拘束の場合は間歇的空気圧迫法の器械装着または弾性ストッキングを着用

- [ ] 点滴ラインや尿道カテーテルの抜去の防止
    (点滴ライン類に両手・口・足が届かないように走行を工夫)
- [ ] ストレス潰瘍の防止(予め抗潰瘍薬を静脈内投与あるいは内服)

医師署名

・・・・・・・・・・・・・・・・

当日中の解除: 　時　　分, 署名

第2日　改善有・無；継続・解除：　　年　　月　　日　　時　　分, 署名

第3日　改善有・無；継続・解除：　　年　　月　　日　　時　　分, 署名

第4日　改善有・無；継続・解除：　　年　　月　　日　　時　　分, 署名

第5日　改善有・無；継続・解除：　　年　　月　　日　　時　　分, 署名

第6日　改善有・無；継続・解除：　　年　　月　　日　　時　　分, 署名

第7日　改善有・無；継続・解除：　　年　　月　　日　　時　　分, 署名

第8日　改善有・無；継続・解除：　　年　　月　　日　　時　　分, 署名

(注：観察・検査・清掃・洗面・入浴等のための拘束の中断は解除とは扱わない)

様式5-1（縦版）身体拘束の指示と記録

開始日時　　　　　年　　月　　日　　時　　分
時間限定性　無・有：　　時　　分〜　　時　　分
部位　体幹（胴拘束・胸腹部ジャケット），上肢（右・左），下肢（右・左），
　　　その他（　　　）

身体拘束を実施しない場合に予測される問題（身体拘束をする理由）
☐ 他害・暴力
☐ 自殺・自傷
☐ 治療への深刻な非協力（手術創を保護できない，点滴ライン等を抜去するなど）
☐ 迷惑行為（詳細：　　　　　　　　　　　　　　　　　　　　）
☐ 転倒・転落事故（放置すれば頭部外傷等生命の危険におよぶおそれがある）

☐ **代替手段の検討**（離床センサー，畳，点滴ライン等の走行の工夫，ミトン，家族の付き添い，処方内容の検討）
☐ **患者・家族への説明と家族からの同意**

安全対策
☐ 阻血の防止（マグネット式の専用製品の使用）
☐ 誤嚥の防止
　☐ 両側上肢拘束と摂食とを並行する際はベッドのヘッドアップ
　☐ テレメトリーによる心肺モニター
☐ 深部静脈血栓・肺塞栓の防止
　☐ 下肢に静脈血栓がないことの確認
　☐ 下肢拘束の場合は間歇的空気圧迫法の器械装着または弾性ストッキングを着用
☐ 点滴ラインや尿道カテーテルの抜去の防止
　（点滴ライン類に両手・口・足が届かないように走行を工夫）
☐ ストレス潰瘍の防止（予め抗潰瘍薬を静脈内投与あるいは内服）

医師署名　　　　　　　　　　　　　　　　　

・・・・・・・・・・・・・・・・・・・・・・・・・・・・・・・

当日中の解除：　　時　　分，署名
第2日　改善有・無；継続・解除：　　年　　月　　日　　時　　分，署名
第3日　改善有・無；継続・解除：　　年　　月　　日　　時　　分，署名
第4日　改善有・無；継続・解除：　　年　　月　　日　　時　　分，署名
第5日　改善有・無；継続・解除：　　年　　月　　日　　時　　分，署名
第6日　改善有・無；継続・解除：　　年　　月　　日　　時　　分，署名
第7日　改善有・無；継続・解除：　　年　　月　　日　　時　　分，署名
第8日　改善有・無；継続・解除：　　年　　月　　日　　時　　分，署名
（注：観察等のための拘束の中断は解除とは扱わない）

索 引

A to Z

WHO ··18

あ

アメニティ ··52
安全ベルト ···3
医学的管理 ··40
意識障害 ··10, 60
意識水準 ··9
縊首 ··34
医療安全 ·······················9, 16, 30, 37, 40, 59
飲水制限 ··32
院内感染 ··8
運動機能障害 ······································53
衛生 ··8, 19, 39
嚥下性肺炎 ······································9, 53

か

開始の判断 ···13
解除 ··19, 38
開放観察 ··37
画像・音声モニター ····················16, 36, 64
咬みつき ··13
環境効果 ··43
間歇的空気圧迫法 ································22

看護記録	16, 64
関節拘縮	54
鑑別	61
器物損壊	4, 28
急性中毒	18
強化ガラス	34
拒絶	36
緊急避難行為	25
近時記憶障害	8, 51, 59, 60
筋力低下	54
継続	18, 38
警備	63
幻覚妄想	30
現実検討能力	36
抗潰瘍薬	24
攻撃性	13, 31, 36, 43, 52
絞首	14
高齢者	58
誤嚥	20, 53
告知	15

さ

裁量性	13, 33
恣意性	18
刺激	28, 40, 42
事後評価	25
自殺	4, 28, 59
指示	15
自傷	4, 28, 59, 60
実地指導	15
失調	55

手術創	8, 60
傷害	14
消化管出血	54
衝動性	36
食餌制限	32
身体合併症	10, 18, 28
身体管理	9
身体固定	2
身体的問題	4
心肺モニター	16, 22, 40, 64
深部静脈血栓	22, 53
診療録	15
錐体外路症状	55
頭蓋内出血	6
ストレス潰瘍	24, 54
静穏	30
精神科救急	44, 49
正当性	25
接近	6
せん妄	10, 58, 60
阻血	20, 53

た

体位変換	20
体格	6
代替手段	55
他害	4, 28, 59, 60
畳	51
弾性ストッキング	22
窒息	9, 20, 53, 64
中断	19, 20, 37, 39

中途覚醒 ……………………………………… 8
鎮静 ………………………………………… 9, 40
鎮静剤 ……………………………………… 31
テレメトリー ……………………………… 16, 22, 64
点滴ライン ………………………………… 8, 52, 60
点滴ルート ………………………………… 23
転倒 ………………………………………… 43, 51, 60
糖尿病 ……………………………………… 32
吐血 ………………………………………… 24
徒手拘束 …………………………………… 13
努力規定 …………………………………… 15

な

ナースコール ……………………………… 8, 51, 59
尿道カテーテル …………………………… 23
尿道損傷 …………………………………… 53
尿道裂傷 …………………………………… 12, 24
人間関係 …………………………………… 28
認知症 ……………………………………… 8, 53, 59
脳器質性疾患 ……………………………… 9, 10, 61

は

肺塞栓 ……………………………………… 22, 53, 64
犯罪 ………………………………………… 60
判断能力 …………………………………… 36
非協調性 …………………………………… 36
不潔行為 …………………………………… 8
膀胱瘻 ……………………………………… 24
暴力 ………………………………………… 6, 50, 59, 60
歩行 ………………………………………… 51

ま

マグネット式 ·····································1, 20
水中毒 ···32
ミトン ··23, 52
迷惑行為 ······································30, 60
眼鏡 ··14
燃え尽き ······································44, 56
モニターカメラ ·································31

や

薬物過敏症 ··12

ら

離床センサー ·························8, 51, 59
離脱症候群 ··18
倫理的責任 ··25

身体拘束・隔離の指針

日本総合病院精神医学会治療指針 3

2007 年 3 月 12 日　初版第 1 刷発行
2008 年 4 月 14 日　初版第 2 刷発行
2009 年 5 月 14 日　初版第 3 刷発行
2012 年 5 月 17 日　初版第 4 刷発行

編　　集　日本総合病院精神医学会　教育・研究委員会
発 行 者　石澤雄司
発 行 所　㈱ 星 和 書 店
　　　　　〒168-0074　東京都杉並区上高井戸 1-2-5
　　　　　電話　03（3329）0031（営業部）／03（3329）0033（編集部）
　　　　　FAX　03（5374）7186（営業部）／03（5374）7185（編集部）
　　　　　http://www.seiwa-pb.co.jp

© 2007　星和書店　Printed in Japan　　ISBN978-4-7911-0622-6

・本書に掲載する著作物の複製権・翻訳権・上映権・譲渡権・公衆送信権（送信可能化権を含む）は ㈱ 星和書店が保有します。
・JCOPY〈(社)出版者著作権管理機構　委託出版物〉
　本書の無断複写は著作権法上での例外を除き禁じられています。複写される場合は，そのつど事前に(社)出版者著作権管理機構（電話 03-3513-6969.
　FAX 03-3513-6979. e-mail：info@jcopy.or.jp）の許諾を得てください。

書名	編著者	仕様
せん妄の治療指針 日本総合病院精神医学会治療指針1	薬物療法検討 小委員会（委員長： 八田耕太郎）編	四六変形 （縦18.8cm× 横11.2cm） 68p 1,500円
静脈血栓塞栓症 予防指針 日本総合病院精神医学会治療指針2	日本総合病院 精神医学会 教育・研究委員会 （主担当： 中村 満）編	四六変形 （縦18.8cm× 横11.2cm） 96p 1,800円
急性薬物中毒の指針 日本総合病院精神医学会治療指針4	日本総合病院 精神医学会 治療戦略検討 委員会（主担当： 上條吉人）編	四六変形 （縦18.8cm× 横11.2cm） 132p 2,400円
向精神薬・身体疾患治療薬の 相互作用に関する指針 日本総合病院精神医学会治療指針5	日本総合病院 精神医学会 教育・研究委員会 編	四六変形 （縦18.8cm× 横11.2cm） 296p 3,500円
精神科における 予診・初診・初期治療	笠原 嘉 著	四六判 180p 2,000円

発行：星和書店　http://www.seiwa-pb.co.jp

※価格は本体（税別）です